『熱中症からいのちを守る』訂正表

本書の見出し番号に以下の間違いがございました。お詫びして訂正させて頂きます。

p.84	【誤】34	【正】27
p.89	【誤】35	【正】28
p.94	【誤】27	【正】29
p.96	【誤】28	【正】30
p.98	【誤】29	【正】31
p.100	【誤】30	【正】32
p.104	【誤】31	【正】33
p.108	【誤】32	【正】34
p.110	【誤】33	【正】35

熱中症から いのちを守る

To protect everyone's life from heatstroke

医学博士
谷口英喜

評言社

はじめに

2023年の夏、国連のアントニオ・グテーレス事務総長は、「地球は沸騰化《ふっとうか》の時代」に入ったと述べました。

地球が温暖化を超え、次のステージである沸騰化が到来したことは、熱中症が世界中の人々の生命を脅かす時代に突入してしまったことを意味します。

日本でも、暑い季節になると、熱中症に関するさまざまな報道が多く見受けられます。

熱中症患者の搬送報告や、熱中症対策、さらには熱中症対策グッズの特集などが、新聞・雑誌の紙面やテレビのニュース番組、Webニュースを連日賑わせ、また政府も、熱中症警戒アラートを発して注意を呼びかけています。

私たちが熱中症から、自らの、そして周りにいる人たちの命を守るためには、普段から〝正しい〟予防策を徹底し、熱中症になってしまったら速やかに〝正しい〟対処を施すことが大切です。

熱中症が、がんや糖尿病をはじめとした成人病などよりも予防・対策の効果が高いのは、ご存じのことでしょう。

さらに、知っておいてほしいのは、熱中症は、病院に来る前に現場で施す治療効果も高いことです。

しかし、誤った対処をすると、効果がないばかりか、重い後遺症を残し、命を失うことになりかねません。

これ以上すずしくなることはない未来に備えて、熱中症からいのちを守る・・・。私は、その思いを胸に、本書を執筆しました。

私は、医師になって30余年になります。経口補水療法による脱水症対策を専門とし、熱中症対策に関して多くのマスメディアで情報発信する機会を得てきました。

これまでに、テレビ265本、ラジオ46本、新聞76本、その他に雑誌やWeb記事にも多数の出演および記事の掲載をさせていただきました。これだけの情報発信の機会を得られたのは、おそらく私の発信する情報に皆様が信頼を寄せていただけたことと、情報の内容が皆様に伝わりやすかったからだと自負しております。

もちろん、私の発信する情報は、医学的・科学的根拠に裏付けられたものばかりです。

マスメディアでは、熱中症に関して膨大な量の情報が発信されていますが、その中には、真偽が怪しいものも多く見受けられます。

本書では、世の中にあふれた熱中症関連の情報を整理して、繰り返しマスメディアからまことしやかに発信される予防法や対策法も取り上げ、それらに対する私の答えを、根拠を挙げてわかりやすく解説しました。

本書は、熱中症について理解しやすいように「総論」をPartⅠに、〝正しい〟予防策を実施できるように「予防」をPartⅡに、〝正しい〟対処法を施せるように「治療」をPartⅢに、構成しています。

本書により、熱中症の被害に遭われる方が一人でも少なくなれば幸いです。また、ご家庭でも職場でも、いろいろな職種・分野の方々に、幅広い年齢層の方々に、本書を読んでいただけたら望外の喜びです。

2024年5月吉日

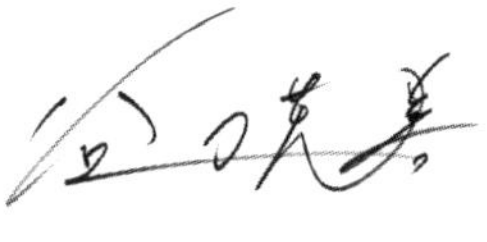

熱中症からいのちを守る——目次

Part Ⅱ 予防 効果的な熱中症予防策、教えます！

Part Ⅲ 治療 熱中症からいのちを守るスキル、教えます！

Part I
総論

熱中症を知って、正しくおそれよう

1 熱に中《あた》る病気が熱中症

意外なことに、日本で熱中症という言葉が使われるようになったのは、比較的最近のことです。

熱中症という言葉はずっと昔からありました。しかし、一般的には日射病や熱射病という言葉が使われていました。いずれも、蒸し暑さによる体調不良であるため、それらを統一させ、2000年ごろから熱中症と呼ぶようになったのです。

言葉の由来は「熱に中《あた》る症候群（さまざまな症状が出る病気）」で、蒸し暑さが原因で体調を崩してしまった状態を指します。食べ物に中《あた》ってお腹を壊してしまう「食中毒（食あたり）」と同じ考え方です。

暑さによる体調不良が初めて認識されたのは江戸時代のことです。

当時の記録には「中暑《ちゅうしょ》」という記述が残っています。農業や工業が盛んになったころから外や暑い環境で作業する人が増え、蒸し暑さで体調を崩す事態が起こっていたと考えられます。

また、漢方古典には夏バテに関する記載もあり、当時は「注夏病《ちゅうかびょう》」と呼ばれていたそうです。

「元気がなく体が火照るのは、暑さにより体が傷つけられたためだ（引用：株式会社ツムラ）」といった内容が残っています。

熱中症

二度の世界大戦において、軍隊では、長時間日に当たったことで体調を崩して倒れてしまう軍人が続出しました。当時は、日に当たったことが原因と考えられていたので「日射病」と呼ばれていました。

その後、時代が進むにつれて、室内でも体調を崩す人が現れるようになったことから「熱中症」という名称に改められました。

2 熱中症になる人は増え続けている

2000年ごろに熱中症が登場してからずっと、熱中症になる人が増え続けています。その大きな要因は、地球温暖化と超高齢社会です。

熱中症は蒸し暑さにあたる病気なので、気温が上がると熱中症になるリスクも上がります。

人によって熱中症のなりやすさは異なり、高齢者は一般の成人と比較して熱中症になりやすい特徴があります。

社会の超高齢化を迎えて高齢者の人数が増えたことも、熱中症の患者さんが増えている要因といえるでしょう。

熱中症の患者さんが増えている背景には、数字のトリックも隠されています。

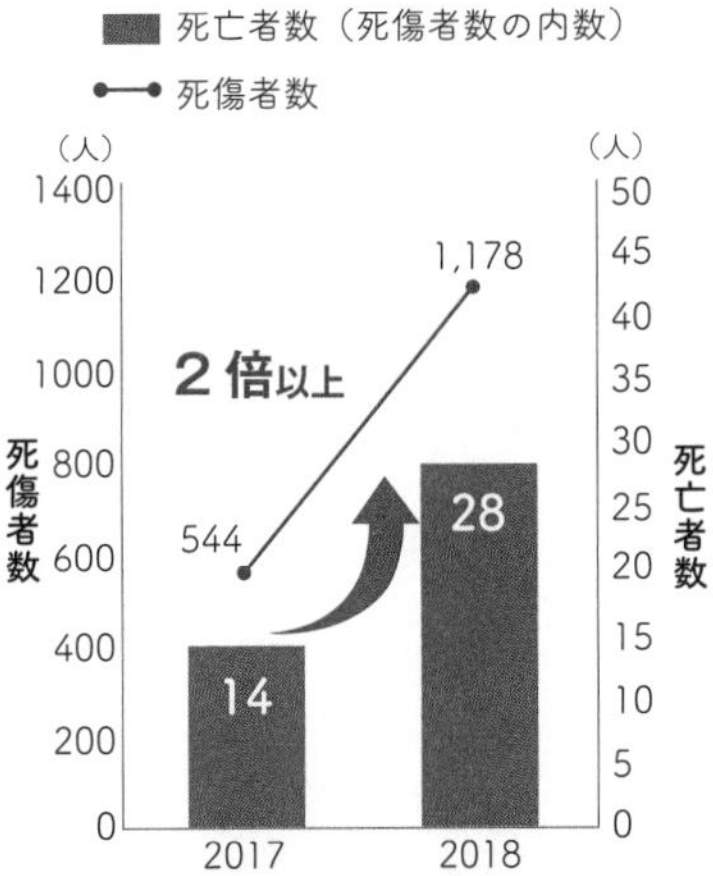

2018年の熱中症による年間の死傷者数は、

2倍以上に増加

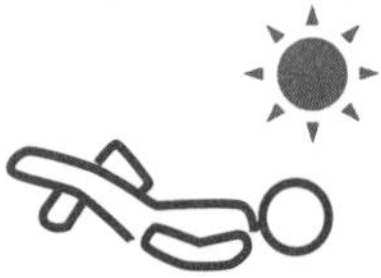

職場における熱中症による死傷者数の推移

蒸し暑さで体調を崩す状態に「熱中症」と名前がついたことで、自分が熱中症かもしれないと認識できる人が増えました。

病院に搬送されてきた患者さんを診断する際も、以前は熱中症で搬送されても多臓器不全（いくつもの臓器に障害が出る致死的な状況）や心不全などと医師により診断されていたものが、熱中症という診断名も付け加えられるようになってきました。

患者さんの数は、実際に増えた以上に見かけの数字が増えていることも考えられます。

今後も熱中症の患者さんが増え続けるかどうかは、正直なところわかりません。

地球温暖化の影響だけを考えるのであれば、患者数は増え続けるでしょう。

しかし、日本の人口は将来的に減ると予想されています。高齢者の人数が減っていけば、熱中症にかかる人は減るかもしれません。

また、地球温暖化と社会の超高齢化以外にも、熱中症の患者数に影響を与える要因はあります。

たとえば新型コロナウイルス感染症がまん延し始めたころは、熱中症の患者数が減少しました。外出する人が減って、エアコンの効いた自宅で過ごす人が増えたことで、熱中症になる人が減ったと考えられます。

このように、社会的な要因によっても熱中症の患者数は変動するのです。

3 熱中症は予防でゼロにできる唯一の病気

熱中症の患者数は増えていますが、実は熱中症は正しく予防すればゼロにできる唯一の病気なのです。

日本でも、予防医学の考えが広まってきていますが、がんや糖尿病の発症をゼロにすることは不可能です。

しかし、熱中症は、きちんとした予防策をとれば、発症をゼロにすることも夢ではありません。多くの病気は発症してから治療するのに対し、熱中症は予防に重点をおくべき病気といえます。

熱中症は、命を落とすリスクや、助かったとしても後遺症が残る可能性もある油断できない病気ですが、命に対する影響だけでなく、社会的な影響も考えてみましょう。

熱中症で救急車を呼ぶと、1台で5～10万円の税金が使われます。

熱中症が重篤化して集中治療室での治療が必要になると、1日あたり数十万円の治療費がかかります。何よりも、熱中症で病院を受診する患者さんが増えることは、熱中症以外の診療の妨げにもなってしまうのです。

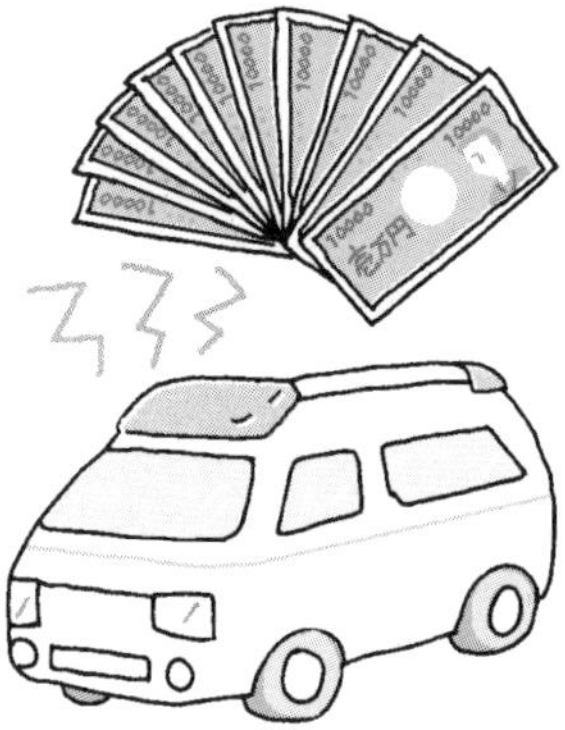

熱中症の予防策は、きちんとした指導を受ければ、誰もが効果的に実践できるものばかりです。しかも、予防策は決して難しいものではなく、誰でも簡単に実践できます。
自分の命を守るため、社会的な問題を少しでも緩和するためにも、自分たちでできるところから始めることが大切です。

4 熱中症弱者は高齢者と子どもたち

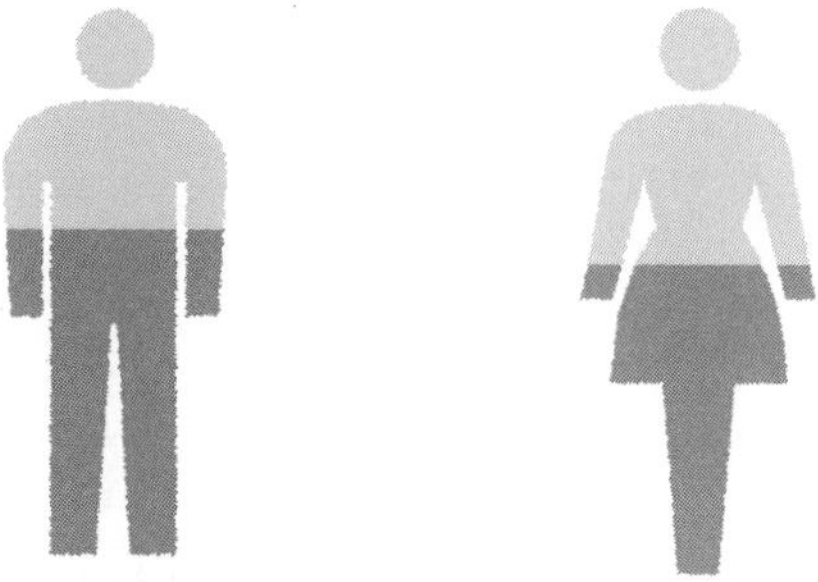

成人の男女別の体液量の違い

熱中症は誰もがかかる可能性のある病気で、なかでも注意が必要なのは高齢者と子どもです。

男性と女性でもかかりやすさに違いがあり、女性のほうが熱中症にかかりやすい特徴があります。

ただし実際は、男性のほうが外で活動することが多いせいか、男性の熱中症患者さんのほうが多く報告されています。

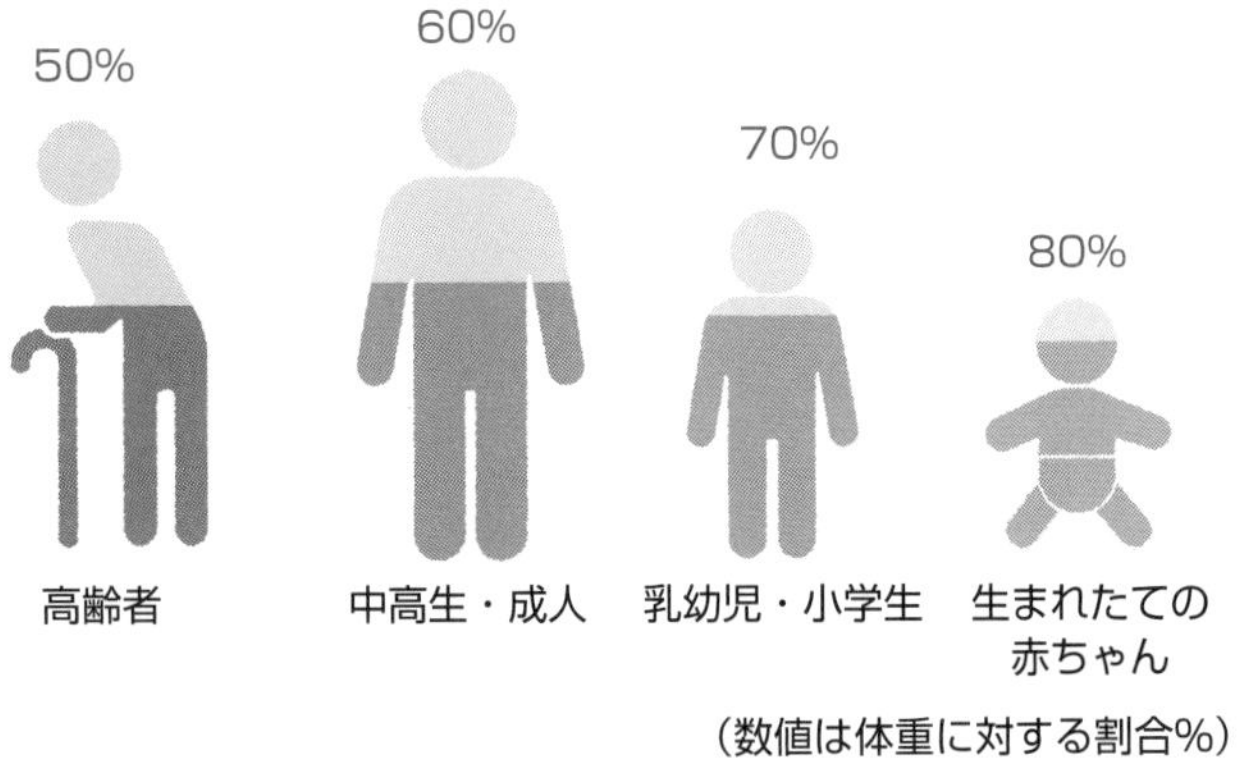

年代別水分量

高齢者が熱中症になりやすい最も大きな理由は、脱水症になりやすいからです。

熱中症の初期は脱水症で、それが悪化して異常な高体温状態になります。

一般成人は体重の約60％が水分に相当するのに対し、高齢者は約50％相当しかありません。その理由の一つが、体に水分を蓄える役割も持っている筋肉量の減少です。年齢を重ねると筋肉量が減少してしまい、水分をため込みにくくなってしまいます。

男性より女性のほうが脱水症や熱中症になりやすいのも、筋肉量が少ないことが一因になっています。

また、高齢者は喉の渇きに気づきにくくなったり、食事や水分を摂取する量も減ったりするので、脱水症や熱中症になるリスクが高まります。

さらには、加齢によって皮膚の温感センサーが鈍り、暑さを感じにくく、寒さばかりを感じるようになってしまいます。

その結果、暑い時期でもエアコンを使わないようになり、熱中症のリスクが高まるのです。

子どもは高齢者とは別の理由で

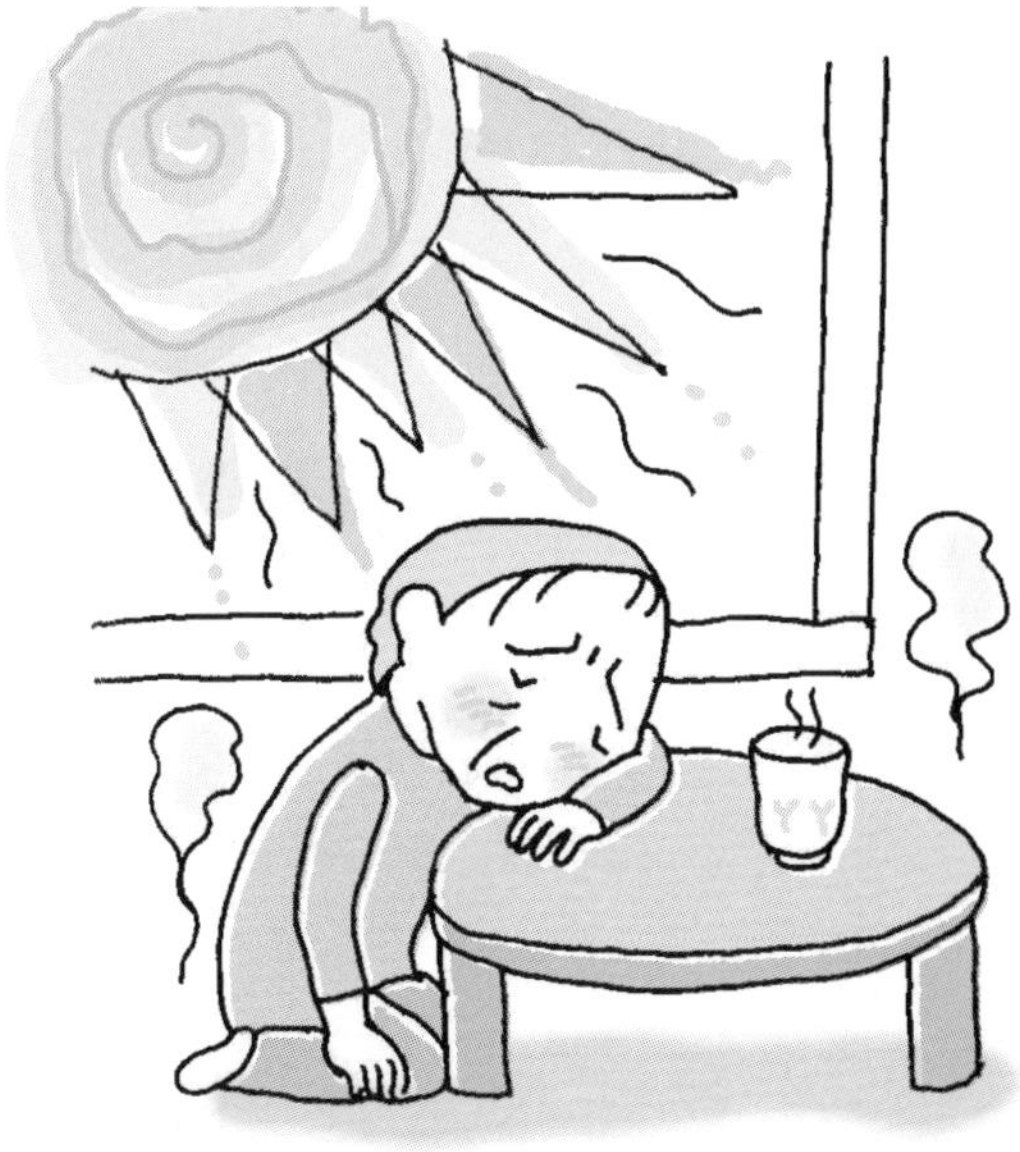

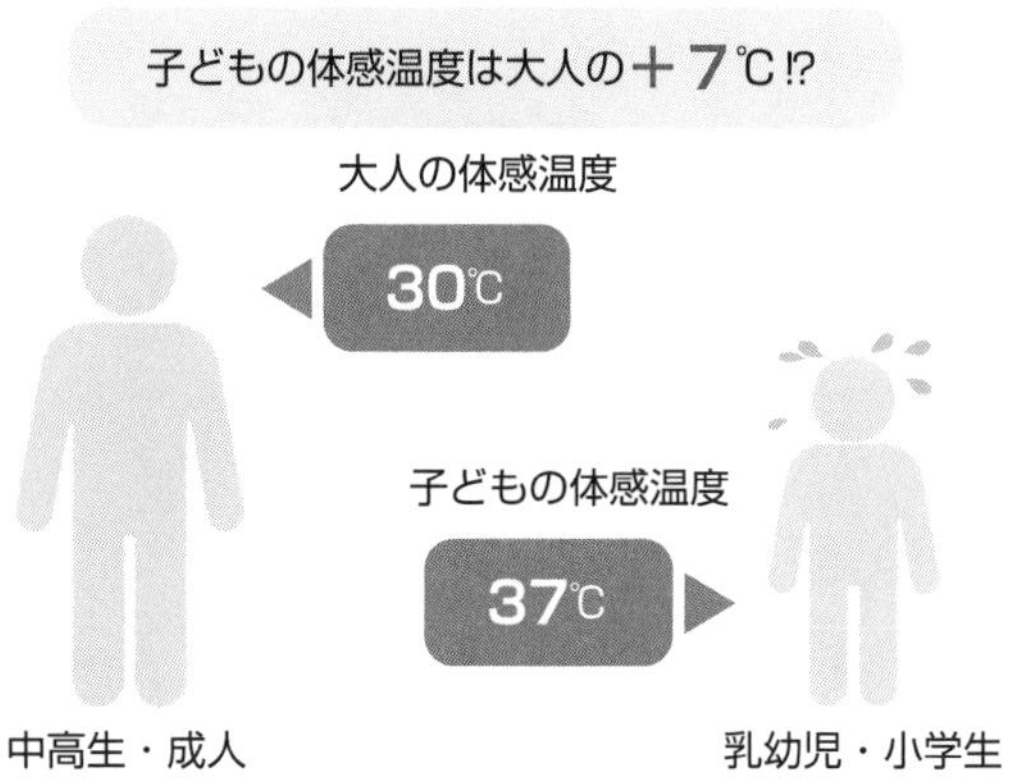

熱中症になりやすく、小学校に上がる前までの小さな子どもはとくに注意が必要です。

子どもが熱中症になりやすい理由は、体温調節をする機能が未熟なことや、身長が低く地面に近いところで活動していて熱を受けやすいこと、体に十分な水分を蓄えられず、すぐに出ていってしまうことなどが挙げられます。

小さな子どもは自分の意思で水分補給をするのが難しいので、保護者をはじめとする周りの大人がこまめな水分補給を促しましょう。

5 熱中症になりやすい遺伝子がある?!

高齢者と子どものほかに、年齢や性差を問わず、遺伝的な理由で熱中症になりやすい人もいます。

日本人の1～2割の人が持っている、CPT2という遺伝子です。CPT2を持っている人は暑さに対して極端に弱く、普通なら体温が40℃を超えてから起きる臓器不全が、38～39℃程度でも起こってしまう特徴があります。熱中症のほかに、インフルエンザのような高熱が出る病気でも重症化するリスクが高くなります。

もし過去に高熱が出て重症化したことがあったり、毎年熱中症を繰り返していたら、一度病院で遺伝子検査を受けるのがおすすめです。

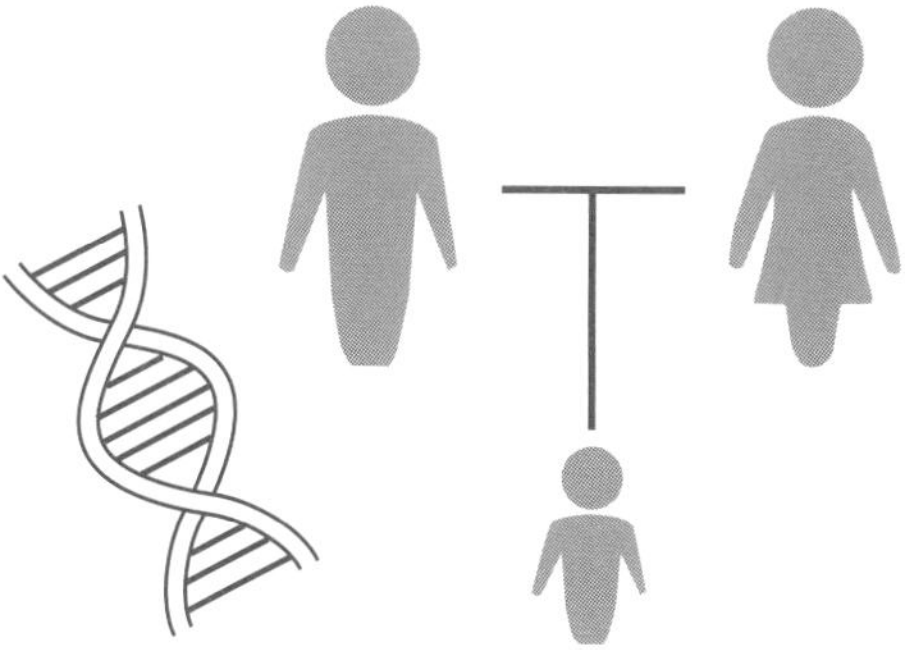

大学病院のような大きな病院であれば遺伝子検査を受けられることが多いので、問い合わせてみてください。

もし熱中症になりやすい遺伝子を持っていることがわかったら、熱中症の予防を人一倍心がけましょう。

暑い環境での仕事を避けることやこまめな休憩と水分補給をすること、体温をまめに測ることなどが大切です。

感染症による発熱も重症化しやすいので、手洗い・うがいの徹底やマスクでの感染予防なども意識しておきましょう。

6 熱中症が起きる機序を理解しよう

熱中症は、蒸し暑い環境にいることで起こる、さまざまな体の異常を総称したものです。

私たち人間は恒温動物《こうおんどうぶつ》と呼ばれていて、気温や室温にかかわらず体温を一定に保つ機能を持っています。

その証拠に、場所や季節によって、私たちの体温が変わることはありません。蒸し暑い環境におかれると、汗をかいたり血管を拡張させたりすることで、体温を一定に保とうとします。

汗をかくことと血管を拡張させることの両方の仕組みによって、水分が必要になってきます。

体温を下げるメカニズム

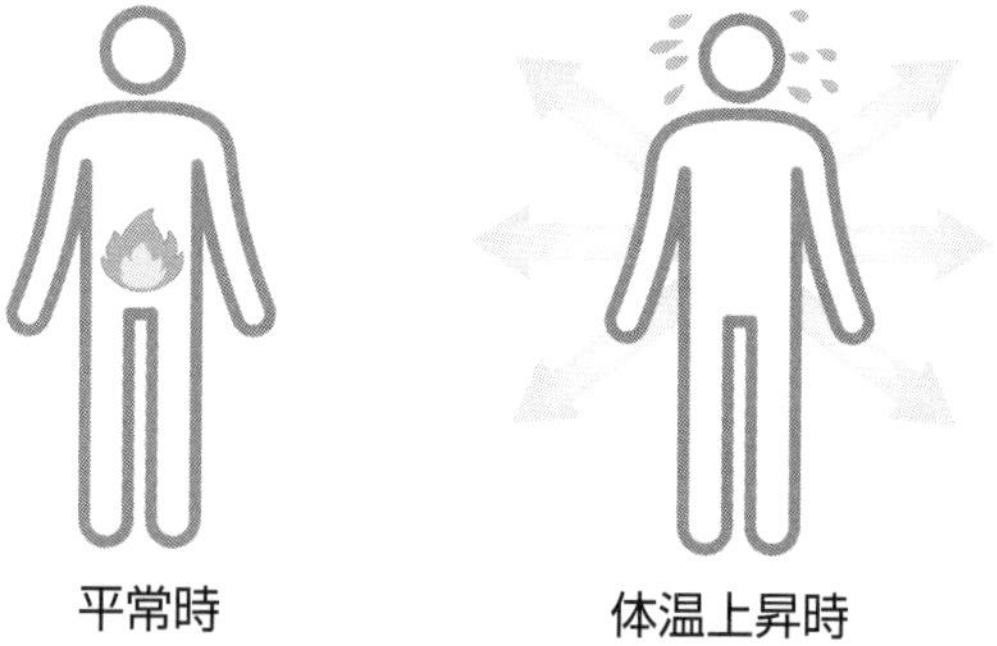

皮膚からの放熱

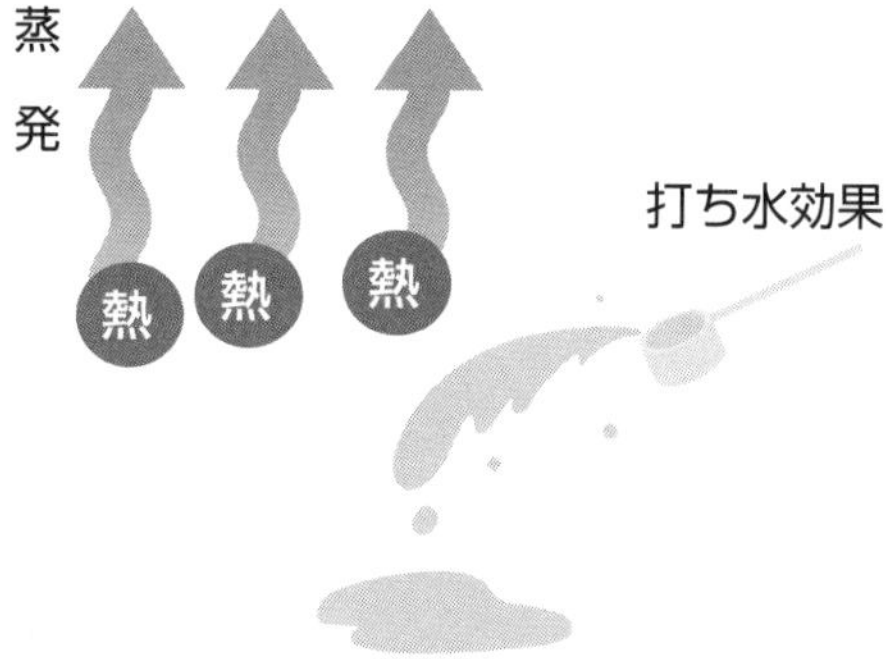

発汗による放熱

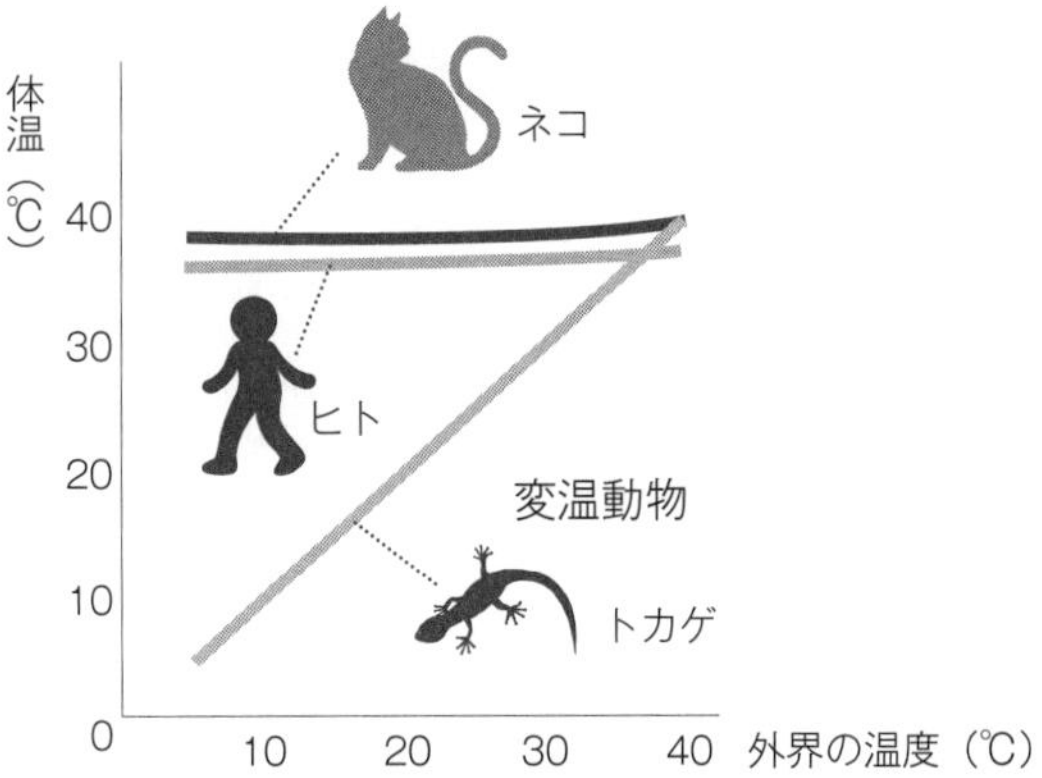

恒温動物と変温動物の体温変化

熱中症は、体温調節をしているうちに体の水分が足りなくなる「脱水症」から始まります。

体の水分が3〜5%失われた状態が軽度の脱水症、6〜9%で中度、10%以上水分が失われると重度の脱水症です。

熱中症は、脱水症の重症化により進みます。

重度の脱水症まで進むと、体の外に熱を逃がせなくなり、熱がこもって体温がどんどん上がってしまう「異常高体温」の状態になります。

異常高体温とは、自力では体温コントロールが不可能になって、周囲の環境温に左右されてしまう状態です。

いわゆる変温動物（トカゲやカメレオンのような）に近い状態になってしまうのです。

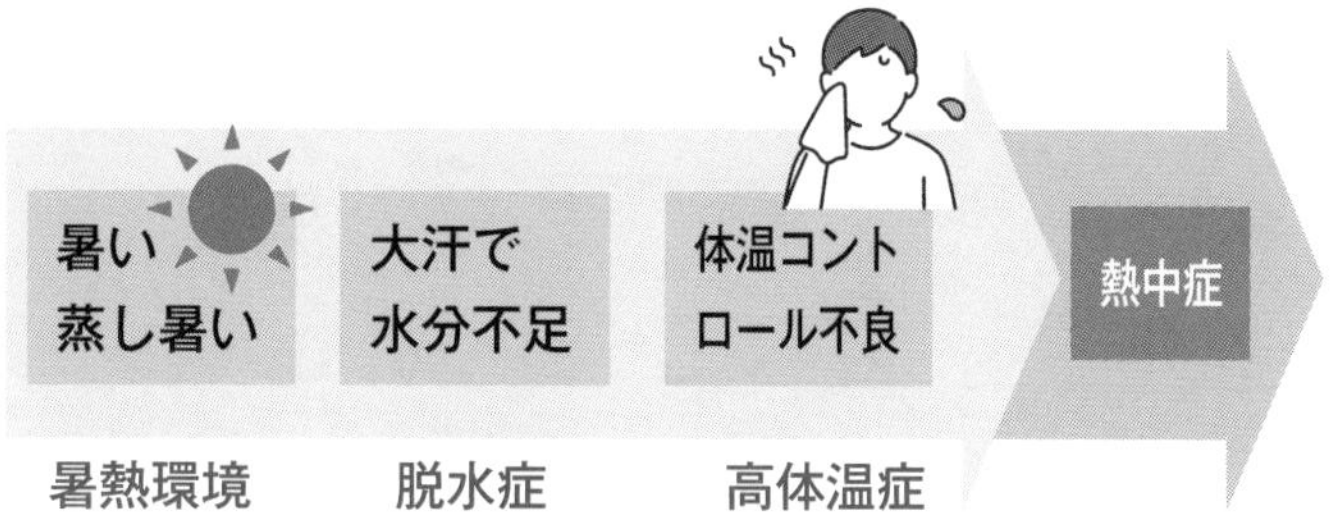
暑い
蒸し暑い
大汗で
水分不足
体温コント
ロール不良
熱中症
暑熱環境
脱水症
高体温症

熱中症が起きるメカニズム

熱中症になるとすぐに体温が上がるイメージをしている方もいるかもしれません。

しかし、体温が上がっている状態はかなり重症です。熱中症の初期には、体の水分が足りなくなって（いわゆる脱水状態になり）、血液が体の隅々に届きにくくなります。

その結果、手先や足先が冷たく、時には色が青白くなるような現象が起こります。

手足が冷たくなる脱水症状が熱中症の初期症状としてみられることを、ぜひ知っておいてください。

異常高体温が続くと、体の中で起こるのが多臓器不全です。多臓器不全とは、体のさまざまな臓器が本来の機能を失ってしまう状態です。

私たちの体にある筋肉や心臓などほとんどの臓器は、タンパク質からできています。

タンパク質は熱に弱く、40℃を超えると変性が始まります。

一度変性したタンパク質は、決して元には戻りません。

一度ゆで卵になった卵が生卵に戻ることはないことをイメージするとわかりやすいでしょう。

臓器を構成しているタンパク質が変性し、機能しなくなります。熱中症でこの変化が最初に起こる臓器が筋肉です。

筋肉が変性して壊れると、筋肉を構成しているタンパク質の一つであるミオグロビンが血液中に流れ出ます。

血液中のミオグロビンは、腎臓を通り尿として排尿されます。その尿は、ミオグロビン尿と呼ばれ、真っ赤な血液のような色をしています。

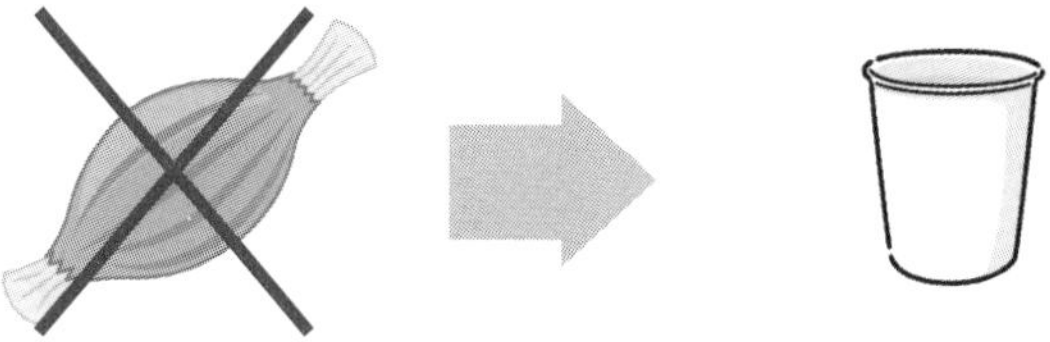

変性して壊れる

大量のミオグロビンが尿に出る

しかし、大量のミオグロビンは血液を濾過する機能を持った腎臓のフィルターに詰まってしまうので、続けて腎臓の機能も低下します。腎臓が働かなくなると、老廃物がたまったままの血液が全身を巡ってしまうのです。汚れた血液が全身の臓器を巡ることで、肝臓や心臓、肺なども機能しなくなってしまいます。

熱中症は放置しておくと後遺症が残ったり、最終的には命を落とす危険性もある、恐ろしい病気です。だからこそ、日ごろから熱中症を予防する意識が大切になってきます。

7 熱中症と脱水症はイコールではない

熱中症と脱水症について、同じようなイメージを持っている人が多いかもしれません。しかし、厳密には、熱中症と脱水症は異なります。

熱中症は「蒸し暑さによるさまざまな体の異常を総称したもの」です。

それに対して脱水症は、「体の中の水分が足りなくなった状態」です。

つまり、熱中症の一つの症状として脱水症があります。熱中症は、この脱水症に異常高体温が加わった状態です。

脱水症は、体の水分が足りなくなった状態なので、熱中症以外の原因でも起こります。

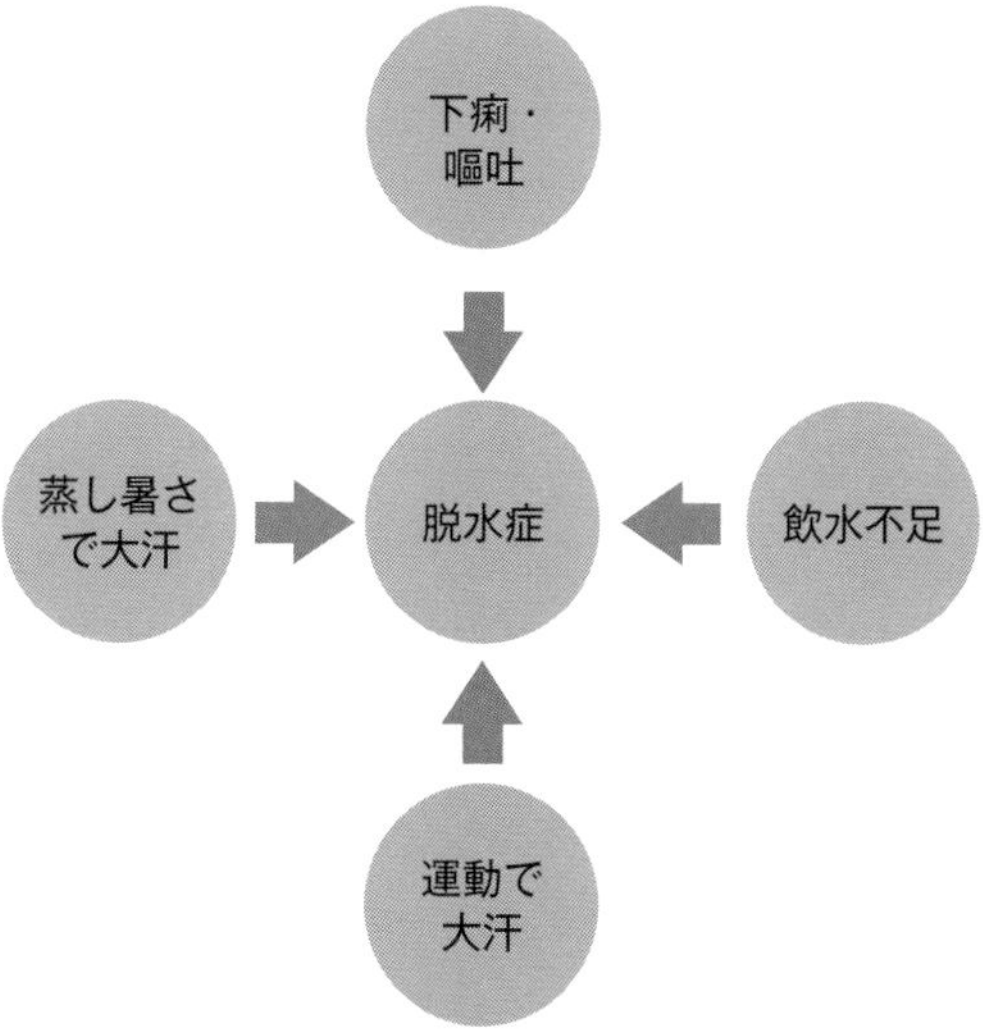

さまざまな脱水症の原因

たとえば、胃腸炎になって下痢や嘔吐が続いたときや、高熱が出て汗をたくさんかいたときなどです。また、アルコール飲料をとりすぎたり、サウナに長時間入っていたり、長時間の運動・労働でも脱水症になる場合があります。

熱中症と脱水症はよく混同されるので、違いについては最初に理解しておきましょう。

整理すると、熱中症の初期段階が脱水症で、脱水症が悪化するにつれて、異常高体温を伴うようになり、重症の熱中症に至るのです。

8 熱中症の初期症状は脱水症（軽度またはI度の熱中症）

熱中症の初期症状にはさまざまな症状があります。

たとえば、体がだるくて力が入らない、頭が痛い、足がつる、吐き気がするなどです。

それぞれの症状には関連がないように思うかもしれませんが、実は共通しているのが脱水症です。

体の水分が足りなくなると、全身に流れている血液の量も減少します。

血液には、全身の臓器に酸素や栄養を運ぶ役割があります。血液が巡らなくなると、臓器が働くために必要な酸素や栄養が届かなくなってしまうのです。

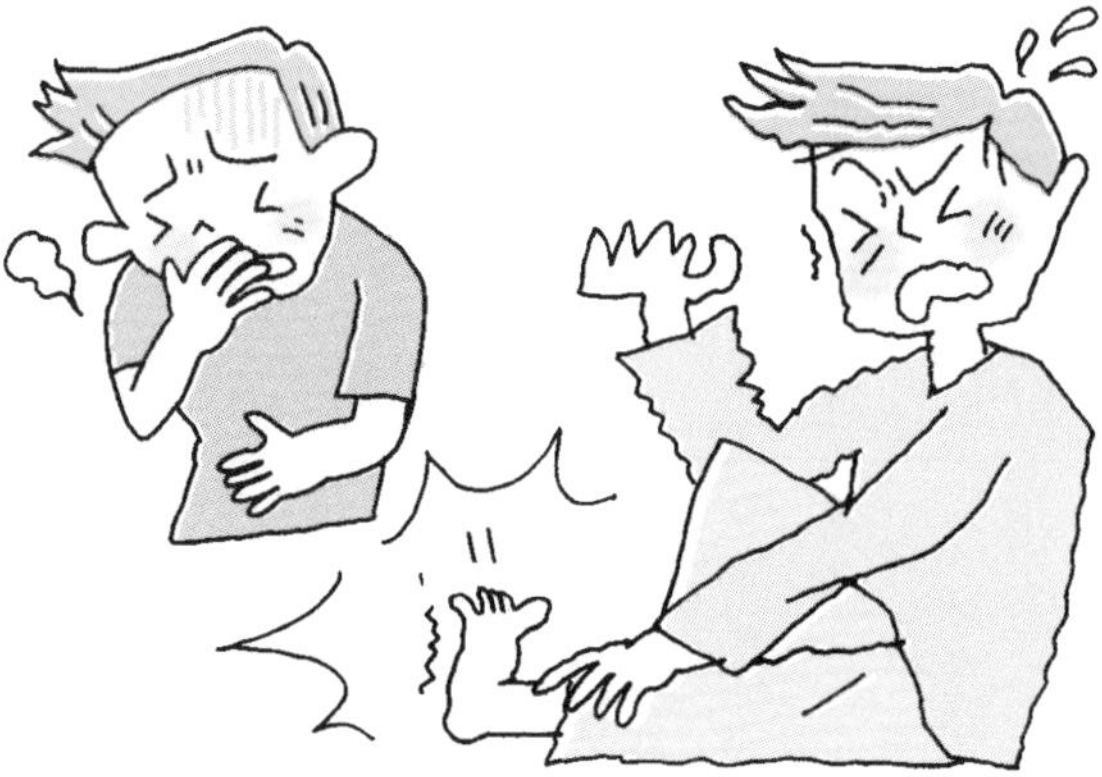

酸素や栄養が足りなくなった臓器は正常に働けなくなり、体にさまざまな不調を起こします。
脱水症は、とくに、３つの臓器（筋肉・脳・胃腸）に異常な症状が出やすいことと、３つの臓器症状が重なって出現することが特徴です。
脱水症を伴った熱中症による体のだるさや脱力感、足がつる症状は、筋肉に十分な酸素と栄養が届かなくなることで起こります。頭痛は、脳に十分な血液が巡らなくなった状態、吐き気や腹痛は、胃腸の血液が足りなくなったことによる症状です。
いずれも水分不足が原因なので、症状を抑える薬を飲むのではなく、原因となる蒸し暑さを避けるとともに、十分な水分補給をしましょう。

9

熱中症の中期症状は、脱水症＋体温上昇（中等度またはⅡ度の熱中症）

軽度またはⅠ度の熱中症が悪化すると、中期症状が出現します。

これが、いわゆる中等度の熱中症で、医療機関の受診を考えるべき段階です。

脱水症が悪化すると、筋肉には痛みや麻痺が出現し、脳機能が悪化して意識低下がみられたり、胃腸機能がさらに低下して、嘔吐や飲食が不可能な状態にまでなります。この中期でも、３つの臓器（筋肉・脳・胃腸）に同時に異常が出ていることが注目すべき点です。

そして、軽度熱中症との違いは、体温が上昇してくるので、体全体がほてってきたり、体温が38℃を超えたりすることです。

これ以上悪化して重度の熱中症にならないよう、専門的な治療が必要になります。

10

熱中症の重篤症状は、重度脱水症＋異常高体温（重度またはⅢ度の熱中症）

熱中症が、初期・中期と進み重篤状態になってしまうと、各種臓器不全が現れます。深部体温も40℃を超えて異常高体温となります。

主に、肝臓、腎臓が不全を起こして筋肉にも異常を来し、意識もなくなってきます。

心臓や肺にも異常を来して血圧が保てなくなりショック状態になります。場合によっては、心肺停止状態にもなります。

一刻も早く、専門的な治療施設に搬送して集中治療を受ける必要があります。命が助かっても後遺症を残す場合が多くなります。

大切なことは、熱中症は早期に発見して対処し、重症化を防ぐことなのです

11 重症度は普通の体温計測では判定できない

熱中症では、重症化するにつれて体温が上昇します。

本当なら、この変化を体温計で計測できればよいのですが、私たちが測る体温は、表面体温に過ぎません。表面体温とは、脇の下、おでこ、口の中などの温度のことです。実は熱中症では、表面体温が上昇してくるのは、よほど重症化してからなのです。

熱中症の初期には、心臓、脳、血液などの温度である深部体温から上昇してきます。しかし、深部体温は普通の体温計では測れません。したがって、熱中症の重症度は、普通の体温計測では推測できないのです。

熱中症の初期には、脱水症によって、表面体温は下がることさえあります。熱中症の重症度をみるには、体温計ではなく、症状から判断してください。

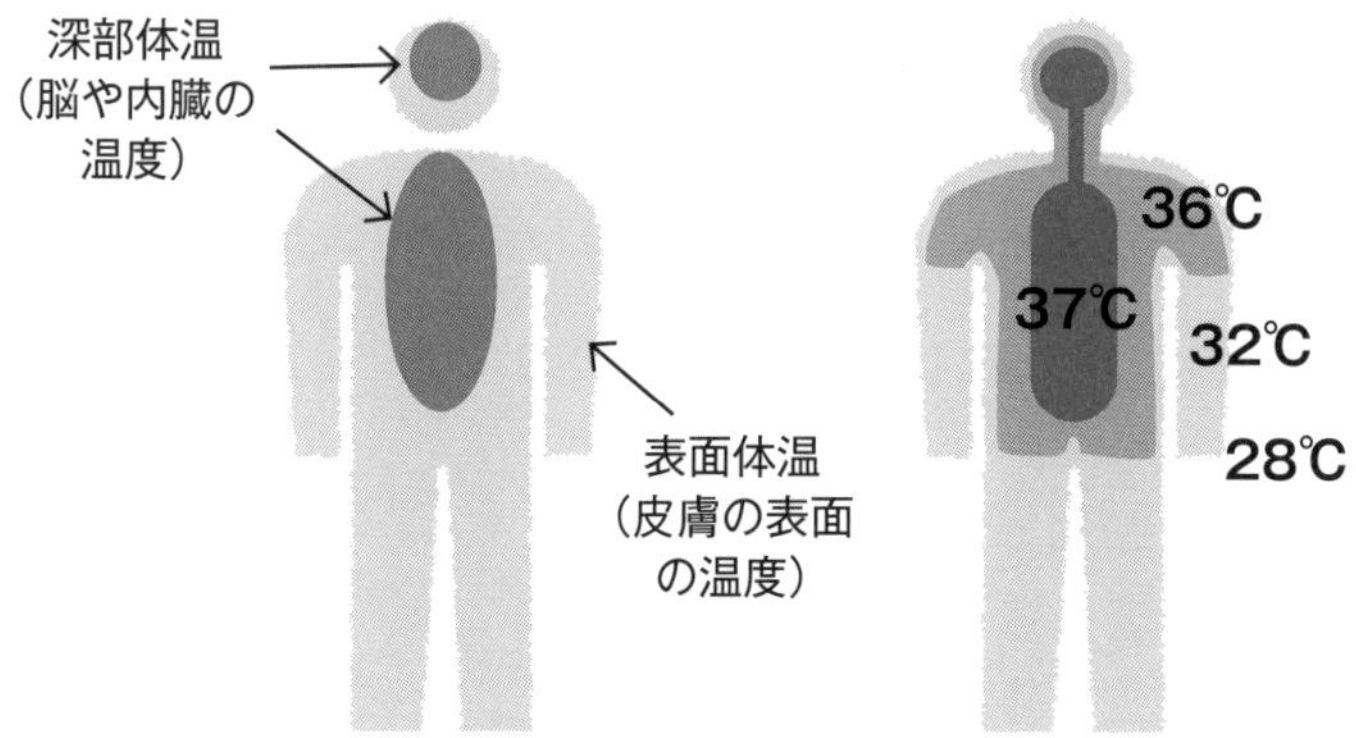

深部体温と表面体温のイメージ

健康な状態では、深部体温は表面体温よりも0・5℃から1℃ほど高く、37℃前後に保たれています。この温度が、体内で生命維持や生存活動のための内臓の働きを最も活発にさせる温度なのです。

深部体温が37℃前後の場合、表面体温は36℃前後と考えられます。

高齢者では、皮膚の熱伝導率が低下しているので、深部体温と表面体温の差がさらに大きくなります。熱中症では、はじめに深部体温が上昇してきて、深部体温が40℃を超えると、重度の熱中症と判定されます。

深部体温を簡単に計測できるようになれば、熱中症の早期発見や、重症度の判定が容易になることでしょう。

12 救急車を呼ぶかどうかの見極め方

熱中症は命を落とす危険性がある病気なので、必要に応じて医療機関を受診したり、救急車を呼ぶなどの判断が大切です。

熱中症の重症度は、次のような3段階に分かれています。

I度・軽度：脱水症

II度・中等度：脱水症と軽い体温上昇（体温計で測れる体温が40℃以下）

III度・重度：重篤な脱水症と異常高体温（体温計で測れる体温が40℃を超える）

世の中で遭遇するほとんどの熱中症はI度の状態で、頭痛や吐き気などが現れます。

熱中症重症度分類 2015

分類	症状	治療
I度	• めまい、立ちくらみ、生あくび、大量の発汗、筋肉の硬直（こむら返り） • 意識障害はない	**通常は現場で対応可能** 冷所での安静、体を冷やす、経口的に水とナトリウムの補給を。
II度	• 頭痛、吐き気、倦怠感、虚脱感（体がぐったりする、力が入らないなど） • 集中力・判断力の低下	**医療機関での診察が必要** 体温管理、安静、十分な水とナトリウムの補給を（経口摂取困難なときは点滴にて）。
III度	• 意識障害、痙攣発作（呼びかけや刺激への反応がおかしい・体にガクガクとひきつけがある）	**入院・集中治療が必要**

（日本救急医学会「熱中症診療ガイドライン 2015」より作成）

ただし症状は軽度で、自分でも「病院に行くほどではないかな」と思える程度です。実際にI度の熱中症では、現場で適切な処置を施せば、病院に行く必要はありません。

涼しい環境で休み、十分な水分補給をしましょう。

水分補給には経口補水液※が最も適していますが、手元になければ真水やスポーツ飲料でもとるようにしましょう。

II度の熱中症は、病院に行くことを検討するレベルです。

症状はI度の状態と似ていて、頭痛や吐き気、脱力感などが現れます。ただし、I度よりも症状が重くなります。

自分たちで対処しきれないと感じたら、すぐに病院を受診するか、救急車を呼んでください。とくに高齢者では症状がわかりにくいので、迷ったら早めに呼んでもよいでしょう。

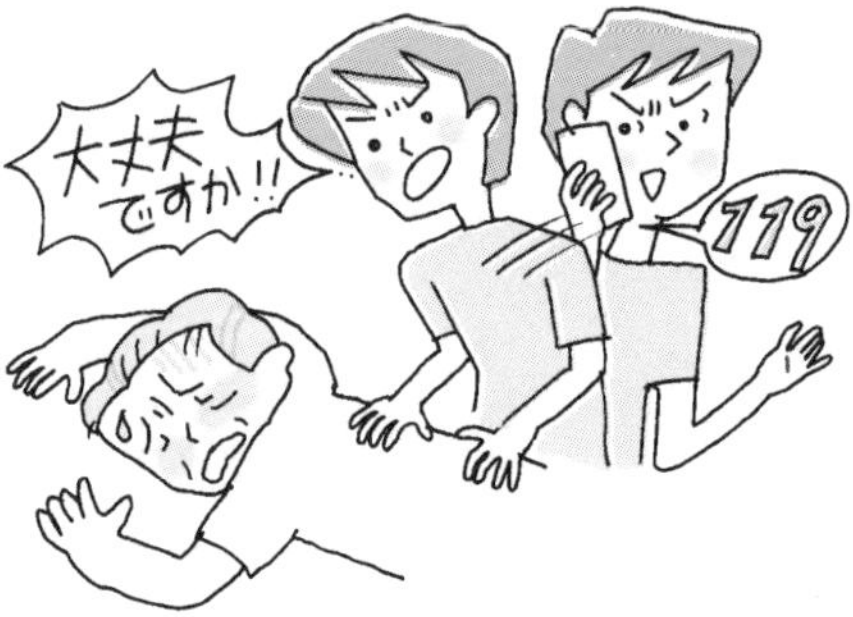

病院受診または救急車を呼ぶ基準は、次の2項目のいずれかができていないときです。

1．自力で水分摂取ができない、あるいは十分な量を飲めない。

2．今いる場所、時間、自分の名前などが正確に言えない。

熱中症がⅢ度まで進むと、けいれんや意識障害などが現れます。熱による多臓器不全が始まっているので、一刻も早く病院で治療を受ける必要があります。

呼びかけても反応しない、体が痙攣しているなどの症状がみられる場合は、すぐに救急車を呼びましょう。

※経口補水液とは、脱水を経口的に治療する飲料です。水・電解質を補給します。詳しくはＰａｒｔⅢの１７４ページ以降を参照してください。

13 熱中症の後遺症で一番多いのは脳神経障害

熱中症で異常高体温になってしまった場合、熱で障害が生じた臓器は元に戻りません。

とくに脳神経は、一度変性してしまうと新たに神経細胞がつくられることはなく、後遺症が一生残ってしまいます。この後遺症は、今の医療技術でも復元は不可能です。

熱中症による脳神経障害の後遺症の報告は子どもに多く、判断力や記憶力の低下、手足の麻痺などがみられます。なかには、高次脳機能障害と呼ばれる、人間としての理性を維持できないような後遺症が出ることもあります。

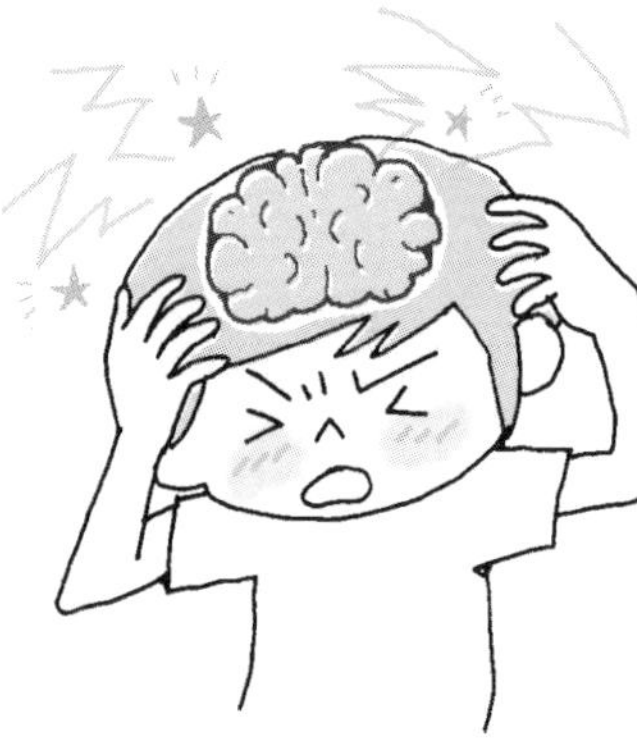

　ニュースでは熱中症で亡くなった事例の報告が話題となることが多いですが、実は、命が助かっても、後遺症が残っていることは少なくないのです。
　保育園や幼稚園、学校で子どもが熱中症になり、後遺症が残って裁判になった事例もあります。

　後遺症を起こさないためには、とにもかくにも徹底した熱中症予防と、熱中症になってしまってからは早期の適切な治療しかありません。

　熱中症は命を落とすのが最も怖いことですが、後遺症も同じくらい怖いものです。

　まずは熱中症にならないための予防を徹底し、万が一なってしまったときは早期発見、早期治療が大切です。

14 野外よりも屋内での発生が増えてきている

熱中症は外で活動しているときになるイメージが強いかもしれませんが、最近は室内での熱中症が増えてきています。

運動時や暑い環境で仕事をしているときなどに発症する熱中症は「労作性熱中症《ろうさせいねっちゅうしょう》」※1、日常生活のなかで発症する熱中症は「非労作性熱中症《ひろうさせいねっちゅうしょう》」※2と呼ばれています。

※1　労作性熱中症：炎天下でのスポーツや屋外での作業中に発症するタイプの熱中症。

※2　非労作性熱中症：室内でよく起こり、とくに激しく体を動かしていないのに熱中症になってしまうケースで重症化しやすいとされている。高齢者がなりやすい傾向がある。

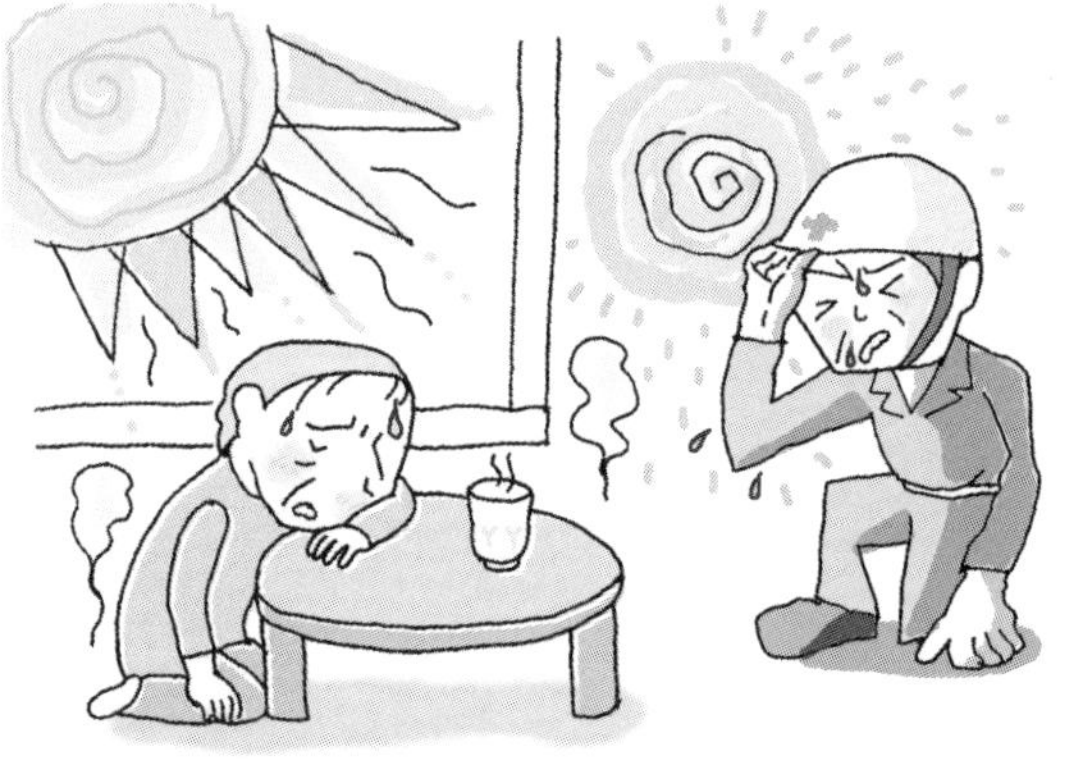

一般的には、健康な成人や子どもが熱中症になる場合は労作性熱中症に、病気療養者や高齢者が熱中症になる場合は非労作性熱中症になる傾向があります。

高齢者が非労作性熱中症になりやすい理由は、暑さやのどの渇きを感じにくくなることに加え、エアコンを適切に使用していないことによります。

「暑くないから」「電気代がかかるから」と言って、エアコンをつけずに扇風機だけで過ごしていたり、「のどが渇かないから」とこまめな水分補給をせずに過ごしている高齢者の方は少なくありません。

しかし、加齢により暑さやのどの渇きに対する感覚が弱まっているだけで、実際は熱中症の危険度が非常に高い環境であることがほとんどです。

高齢者に対しては、まわりがある程度強制的にエアコンをつけたり、定期的な水分補給を促したりする必要があります。

エアコンをつけることで熱中症予防につながるのは、冷たい空気で体表を冷やすだけではありません。

涼しい空気を吸うことで体の中を冷やし、体温コントロールがしやすくなるからです。

私たちが呼吸するときに使っている肺は、ぶどうの房のような「肺胞（はいほう）」という組織が集まってできています。

肺胞には毛細血管が張り巡らされていて、肺胞全体の表面積はテニスコート半面にもなるといわれています。

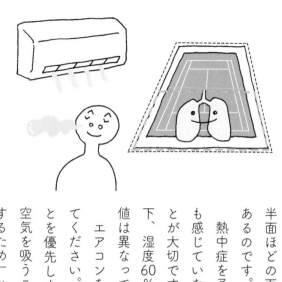

つまり、涼しい空気を吸い込むだけで、テニスコート半面ほどの面積を一気に冷やし、体全体を冷やす効果があるのです。

熱中症を予防するためには、本人が暑いと感じていても感じていなくても、室内を一定の温度と湿度に保つことが大切です。一般的な目標数値としては、室温28℃以下、湿度60％以下とされていますが、個々人により目標値は異なってもよいと考えます。

エアコンをつけることで寒いと感じるなら、長袖を着てください。そうしてでも部屋の温度を低くしておくことを優先しましょう。「エアコンをつけるのは、冷たい空気を吸うことで体の熱を中から冷やし、熱中症を予防するため」という認識を持つ必要があります。

水分補給についても同様に、のどが渇いていなくても、定期的に水分をとってください。

高齢者はのどの渇きに対する感覚が鈍くなっているために、実際には体の中が水分不足の状態になっていても喉の渇きを感じないことがあります。薬を内服するときのように「2時間に1回はコップ1杯の水を飲む」など、決まりをつくって水分補給をすることが大切です。

本書では、6オンス（180㎖）のコップを使って、1日に8回の水分摂取を推奨しています（6オンス8回法）。

※詳しくは、PartⅡの94ページを参照してください。

高齢者でなくても、寝るときにエアコンを切っている家庭はあるかもしれません。昔は夜間にエアコンをつけたまま眠る習慣がなく、夏が暑くなった今でも習慣が変わらないままの方もいることでしょう。

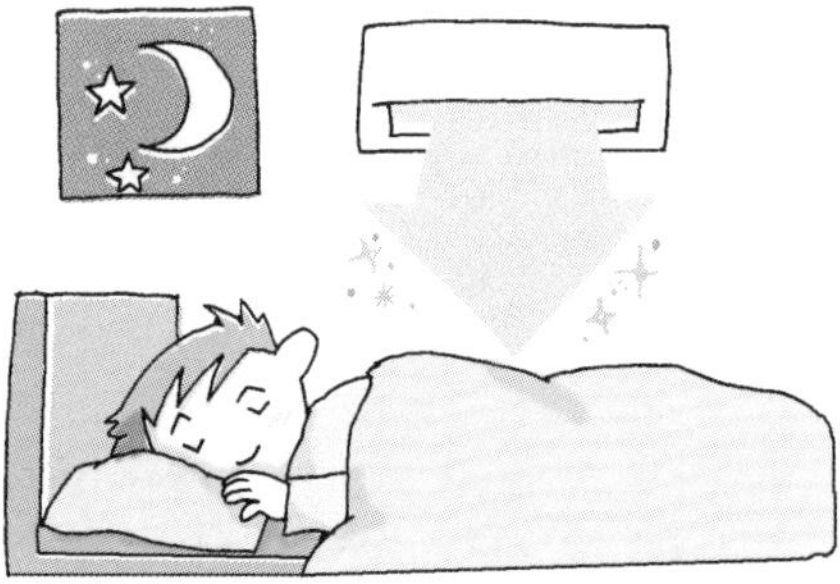

しかし、夜間は汗をかくにもかかわらず、水分をとらないまま何時間も過ごすため、より熱中症のリスクが高くなります。最近は、夜間に室内で熱中症になる方が増えているので、注意が必要です。

熱帯夜には、エアコンをタイマー設定ではなく、一晩中付けるようにしましょう。タイマーが切れてから部屋が急激に蒸し暑くなり、熱中症になるおそれがあります。

労作性熱中症は、外での活動を控えることで予防できますが、非労作性熱中症は生活環境を改善しなければ予防できません。「室内にいるから熱中症にはならないだろう」と油断してしまうことも、非労作性熱中症が増える要因の一つです。室内での熱中症を予防するには、より念入りな対策が必要です。

15

熱中症の危険度は「暑さ指数」で判断

熱中症の危険度は気温だけで決まるわけではありません。

暑さ指数と呼ばれるものがあり、これは気温（室温）と湿度、輻射熱《ふくしゃ》（赤外線）の3つの項目をそれぞれ数値化したものです。

暑さ指数が31℃になると、原則として外での運動は中止することが推奨されています。

3項目がそれぞれ暑さ指数に関与する割合は、気温が1割、湿度が7割、輻射熱（赤外線の線量）が2割と、気温よりも湿度のほうが熱中症に大きく関連しています。

熱中症を予防するためには、エアコンで室温を下げるだけでなく、除湿器を使って湿度を取り除くことも大切です。

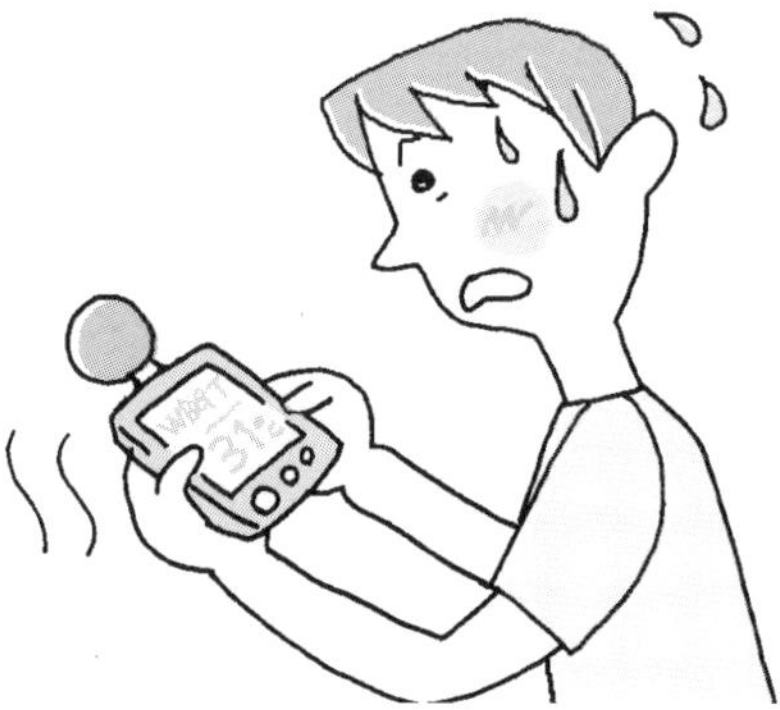

最近では、暑さ指数を家庭で測れる熱中症計※が数千円程度で販売されています。

家庭に1台おいて室内の熱中症予防に役立てるのもよいでしょう。

また、天気予報でも、暑さ指数を色やイラストなどで示した「熱中症の危険度」が報道されるようになりました。

天気予報を見る際には、熱中症の危険度も合わせてチェックして、その日の活動計画を立てるようにするのがおすすめです。

※熱中症計については、Part IIの119ページに詳しく記載していますので参照してください。

暑さ指数（WBGT）による運動指針

WBGT℃	湿球温度℃	乾球温度℃		
			運動は原則中止	特別の場合以外は運動を中止する。 とくに子どもの場合には中止すべき。
31	27	35		
			厳重警戒（激しい運動は中止）	熱中症の危険性が高いので、激しい運動や持久走など体温が上昇しやすい運動は避ける。 10 ～ 20 分おきに休憩をとり水分・塩分の補給を行う。 暑さに弱い人※は運動を軽減または中止。
28	24	31		
			警戒（積極的に休憩）	熱中症の危険が増すので、積極的に休憩をとり適宜、水分・塩分を補給する。 激しい運動では、30分おきくらいに休憩をとる。
25	21	28		
			注意（積極的に水分補給）	熱中症による死亡事故が発生する可能性がある。 熱中症の兆候に注意するとともに、運動の合間に積極的に水分・塩分を補給する。
21	18	24		
			ほぼ安全（適宜水分補給）	通常は熱中症の危険は小さいが、適宜水分・塩分の補給は必要である。 市民マラソンなどではこの条件でも熱中症が発生するので注意。

1）環境条件の評価にはWBGT（暑さ指数とも言われる）の使用が望ましい。
2）乾球温度（気温）を用いる場合には、湿度に注意する。湿度が高ければ、1ランク厳しい環境条件の運動指針を適用する。
3）熱中症の発症のリスクは個人差が大きく、運動強度も大きく関係する。運動指針は平均的な目安であり、スポーツ現場では個人差や競技特性に配慮する。
※暑さに弱い人：体力の低い人、肥満の人や暑さに慣れていない人など。
（日本スポーツ協会ホームページ「熱中症予防のための運動指針」）

16 遅れて発症する「時差熱中症」にも要注意

熱中症は、蒸し暑い環境にいるときに発症するイメージが強いですが、実は遅れて発症することもあります。

体力的に余力がある方や、熱中症の症状に気がつきにくい高齢者や子どもがなりやすく、「時差熱中症」と呼ばれるものです。

蒸し暑い環境にいたときは耐えられても、実際は脱水症や体温の上昇が起きていて、後から体調不良になってしまうのです。

たとえば、暑い昼間に運動会に参加した子どもがその日の夜に「お腹が痛い」と言い始めることや、昼間に草むしりをしていた高齢者が翌朝ぐったりする、また、エアコンをつけずに寝た日の翌朝、出勤途中で倒れてしまうようなケースが、時差熱中症です。

実際に私が診察した患者さんにも、時差熱中症の人がいました。

6月下旬に行われた運動会に参加した8歳の男の子が、家に帰ってから元気がなくなり、おやつも夕食もあまり食べられず、夕食後にお腹が痛くなってしまいました。

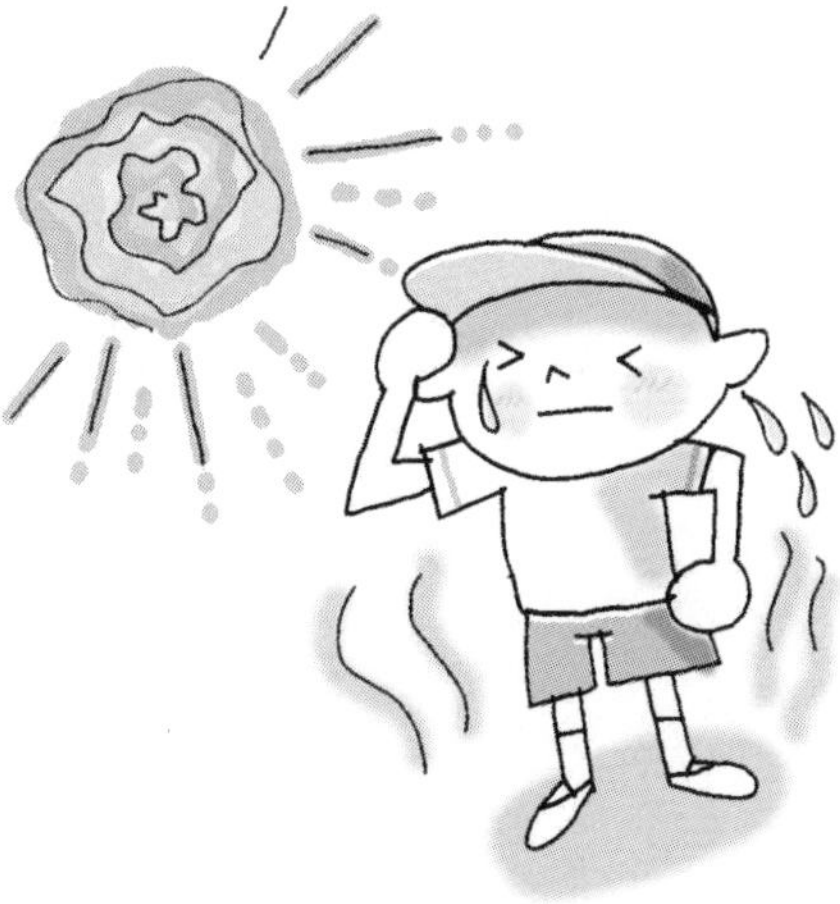

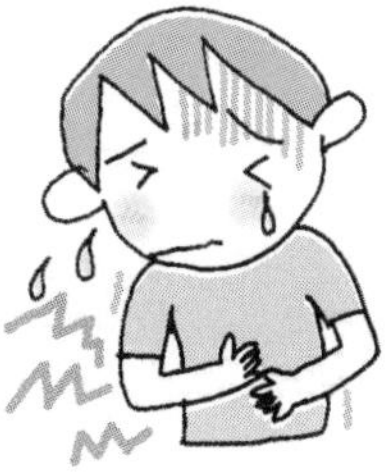

おうちに帰ってから熱中症が発症することがあります。気をつけましょう。

運動会のお弁当や同じ夕食を食べた家族には、お腹の症状はありません。その後、男の子は吐き気も出てきたので、21時ごろに救急外来を受診しました。病院で1度の熱中症と診断され、点滴で水分補給をして症状は改善しました。体温が上がって胃や腸の消化酵素がうまく働かなかったり、脱水症で胃腸に血液が巡らなくなったりすることで、熱中症による胃腸障害の症状が起こったのです。

熱中症は「暑さにあたる病気」なので、食中毒と同様に、暑い環境にいたときからしばらくの間は注意が必要です。

目安として、蒸し暑い環境にいたときから24時間以内の体調不良は、熱中症の可能性があります。

運動会があった当日の夜や翌日は、子どもの体調不良に気をつけるなど、時差熱中症についてては、学校でも指導が必要です。

17 「暑さ負債」を侮らない

私たちは、暑い日があると、そのあとに栄養や休養をしっかりとって、知らず知らずのうちに、暑さ負債を自力で解決できています。

しかし、連日の暑さが重なると、自力での解決が不可能になってきます。

それが、暑さによるダメージが少しずつ蓄積してしまう「暑さ負債」という考え方です。

暑さ負債は、自律神経のバランスが乱れた状態が続くことで、蓄積していきます。

自律神経が完全にリセットされない状態が続くと、体温コントロールが乱れます。さらに脱水も起こしやすくなり、少しずつ脱水になって体温が上がり、最終的には熱中症を発症してしまうかもしれません。

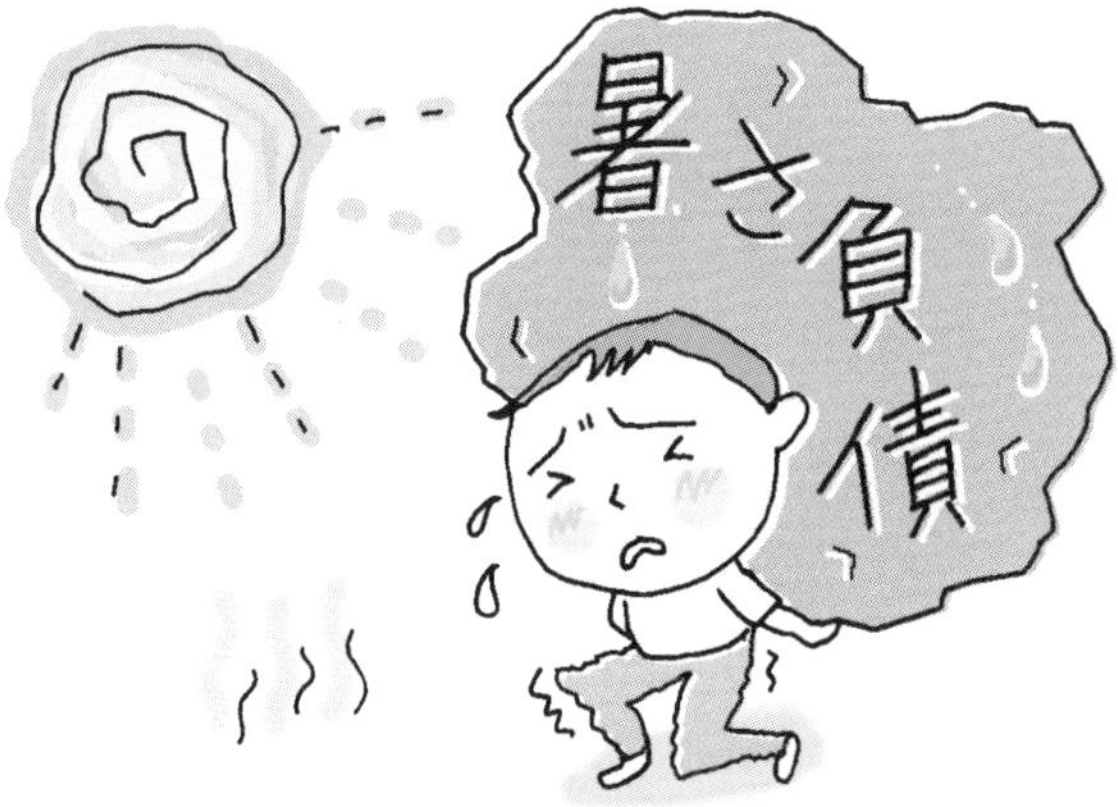

自律神経のバランスをリセットするには、質のよい睡眠と、体の休息が最も大切です。

実は、夜間にエアコンをつけた状態で寝ることは、寝ている間の熱中症を予防するだけでなく、暑さ負債を蓄積させないためにも重要な対策といえるでしょう。

暑さ負債は、できるだけその日のうちに解決して、負債としてため込まないようにすることが、熱中症予防につながるのです。

18 搬送される人の数は梅雨時期と7月に増える

熱中症は、暑ければ暑いほど患者さんの数が増えるイメージがあるかもしれませんが、実は熱中症で救急搬送される人数は、梅雨の時期に1度目のピークを迎え、その後7月に2度目のピークを迎えます。

梅雨の時期と7月に熱中症の患者数が増える要因は、湿度が高いことと体が暑さに慣れていないことです。

熱中症の危険度は、気温や室温だけで決まるのではなく、湿度や赤外線の強さも関係しています。

梅雨の時期は湿度が高く、汗をかいても蒸発しにくい環境です。

汗が蒸発しないと体の熱を外に逃がしにくくなり、体温調節が難しくなってしまいます。のども渇きにくいため、意識していないと水を飲む量も減ってしまうでしょう。脱水症のリスクが高くなり、熱中症になりやすい状態になります。

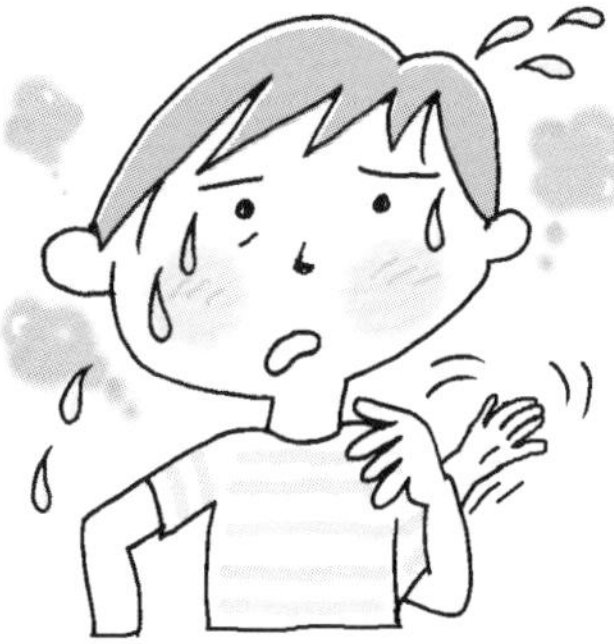

体が暑さに慣れていないことも、熱中症の患者数が増える一つの要因です。

私たちは暑くなると、汗をかくことと体の表面の血管を広げることで、熱を逃がそうとします。

暑い環境ですぐに汗をかいたり血管を広げたりできる状態が、暑熱順化《しょねつじゅんか》※です。急に暑くなると暑熱順化ができていないため、熱を体の外に逃がせず熱中症になりやすくなります。

※暑熱順化については、Part II の112ページで詳しく説明します。

これも、私が経験した熱中症患者さんの例です。ある年の6月に搬送されてきた20代の女性は、暑熱順化ができていなかったことで熱中症になってしまいました。

前の日の夜にお酒をたくさん飲んだ後、翌朝寝坊してしまい、朝食が食べられなかったとのことです。

仕事に遅刻しそうだったので、家から駅までの約1㎞を全力疾走して電車に飛び乗りました。電車の中でめまいや頭痛、手足のしびれなどを感じ、意識がもうろうとしてきて、病院に搬送されました。

結果はII度の熱中症で、全身を冷やして2000㎖の点滴をして症状が改善しました。前日の夜にお酒を飲んだことで脱水状態になり、朝食を食べられなかったことで水分補給ができていませんでした。

睡眠不足も相まって自律神経が乱れていたところに激しい運動をしたことで、体温コントロールができずに熱中症になってしまった事例です。

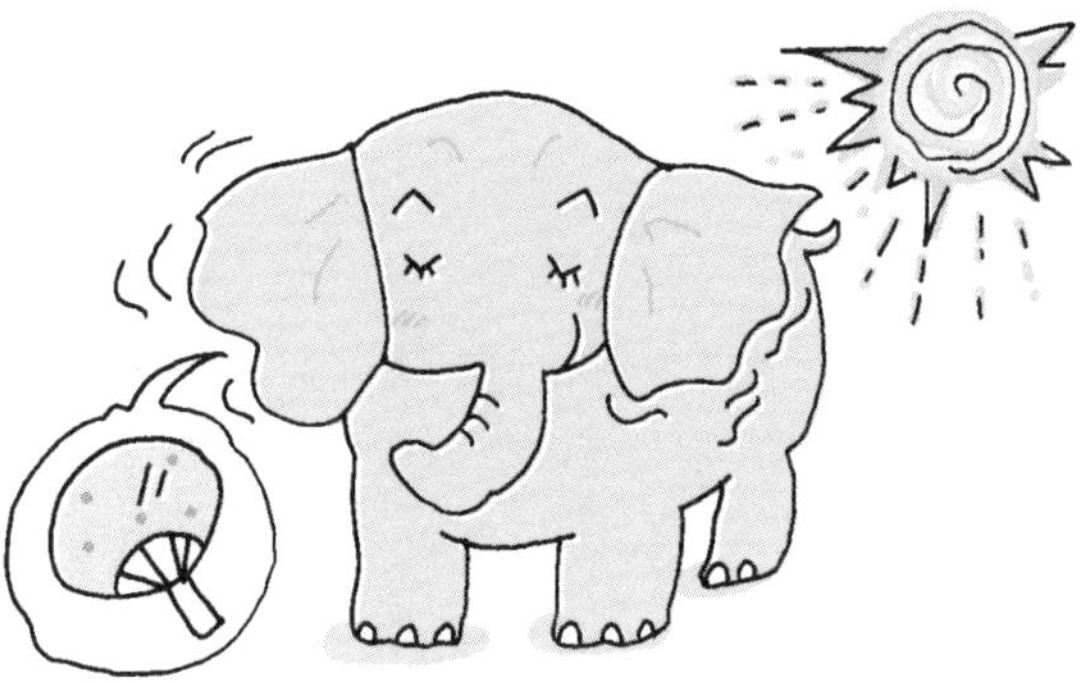

日本は、四季があることで気温の変化が激しく、熱中症になりやすい自然環境にあります。常夏の国では常に体が暑さに慣れているので、熱中症になりにくいのです。体を暑さに慣らすためには、本格的に暑くなる前に、軽く汗をかく程度の運動を日常的に取り入れることが大切です。

ちなみに、汗をかいて体温を調節できるのは、人間と馬だけです。

昔から長距離を移動する習慣があったことから、汗をかく機能が発達したと考えられています。ほかの動物は、たとえばゾウは耳をパタパタと動かすこと、犬は呼吸することで熱を外に逃しています。

最近では、人間だけでなく、動物の熱中症も増えてきているようです。

19 熱中症が集団発生する理由

運動会やフェスの会場などで、熱中症が集団発生したニュースをみたことがある方もいるでしょう。

熱中症は、風邪やインフルエンザのように感染する病気ではありませんが、集団心理が働いて連鎖することがあります。

ほかのことに夢中になっていて自分の体調不良に気づかず、周りの人が倒れたことで「自分も具合が悪い」ことにはじめて気づき、倒れてしまうのです。

私が、マスコミから解説を依頼された事例を紹介しましょう。ある年の8月に開催されたフェス会場で、熱中症が集団発生したことがありました。

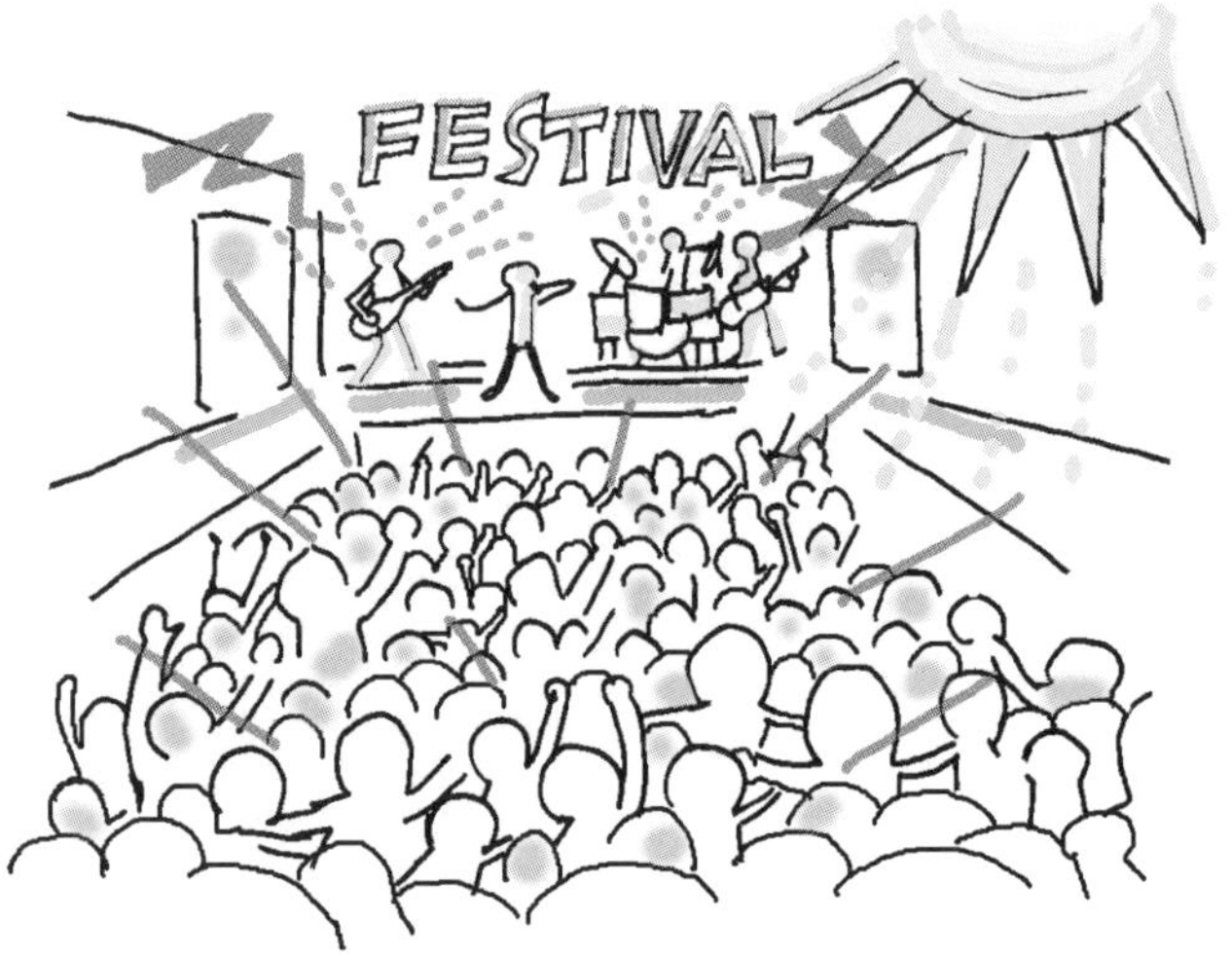

直射日光が当たる海に面した会場で、人と人のすきまがないくらいたくさんの観客がいる状態でした。

フェスの開始から1時間が過ぎた13時ごろ、1人の女性が突然倒れてしまいます。すると後を追うようにして、周りの観客が次々と倒れてしまったのです。

合計15人の観客が倒れ、医務室で救護を受けました。

そのうち3人は体調が回復せず、救急搬送されています。

炎天下で人が密集していて熱がこもり、トイレに行きにくいので水分補給を控えたことなどが、熱中症発生の原因と考えられます。

熱中症が集団発生した場合は、慌てずに対処することが何よりも大切です。

集団発生したときでも、やるべき対処法は変わりません。

意識があるかどうか、自力で水分を飲めるかどうかを確認し、自力で水分補給ができそうであれば経口補水液を飲ませて、涼しい場所で体を冷やして休ませてください。

運動会やフェスの主催者側も、熱中症の集団発生が起きると想定した準備が望まれます。

熱中症の集団発生に対しては、医師や看護師を多数揃えられない場合には、経口補水液をたくさん準備しておくことが有用です。

その理由は、同時に多数の傷病者の治療を即時に開始できるからです。

20

「かいた汗は拭いてはいけない」は本当？

汗による体温調節は、汗が蒸発するときに熱を奪うことで体温を下げています。

そこで、「かいた汗を拭いてしまったら熱が蒸発せず、体温調節ができないのではないか」と不安になる方もいるかもしれません。マスコミでも、「かいた汗は拭いてはいけないし、乾いたタオルで拭き取るなんて言語道断」など、まことしやかに報道されていることがあります。

しかし、かいた汗を拭くのはまったく問題ありません。

なぜなら、タオルで拭き取れる汗は体全体のほんの一部だからです。

全身の汗を拭き取るのは、物理的に不可能です。

拭き取ったように見えても、目に見えない細かい汗は残っているので、体温調

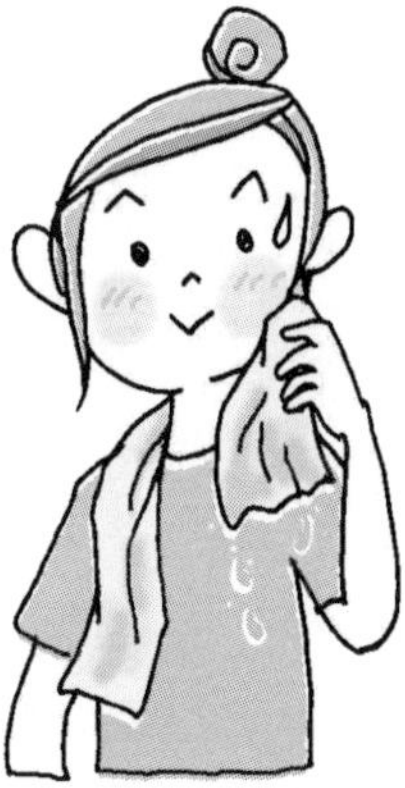

節はできます。

もし汗を拭き取らなかった場合はポタポタと下に落ちてしまうので、いずれにしても蒸発はしません。

不快な汗は早めに拭き取って、できるだけ快適に過ごしてください。

また、拭くタオルは、乾いていても濡れていてもかまいません。

強いて言うなら、ぬれタオルで拭いたほうが、タオルに付いた水分の影響で体から熱を奪う効果が高いかもしれません。

21

「夏バテ」って病気？

暑さによる体調不良と聞いて思い浮かべるのが「夏バテ」ではないでしょうか。夏バテと熱中症の違いがよくわかっていない方もいるかもしれませんね。

実は、熱中症は病名ですが、夏バテは病名ではありません。夏バテには、医学的な定義はなく、暑さによって体が疲れてしまった状態を総じた呼び方になります。

一方で熱中症は、食中毒と同じように「暑さにあたった」状態なので病名です。

最近、夏バテの機序が解明されてきています。

夏バテは、暑さそのものだけではなく、暑さで冷たいものを食べすぎて体が冷えてしまうことでも起こります。

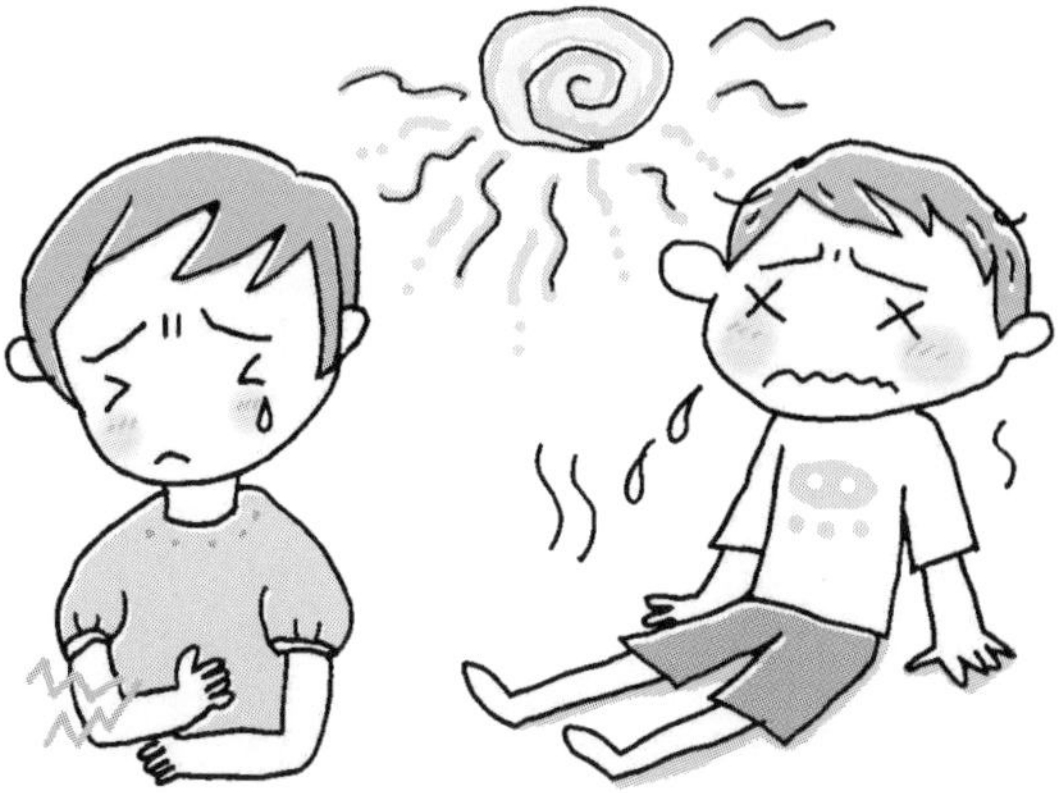

食べ物を消化するのに必要な胃酸や酵素は、体温と同じくらいの温度で活発に働きます。

冷たいもので胃腸が冷えると、胃酸や酵素の働きが鈍くなって、消化不良になるのです。

夏バテは、さまざまな症状が出る熱中症と異なり、食欲の低下や吐き気などの消化器症状が中心です。

病気ではないので、基本的に病院での治療は必要ありません。冷たいものを控えて十分な栄養と睡眠をとることが大切です。

22

プールや海は熱中症になるリスクが高い

プールや海は水に入って体が冷えているので、熱中症になりにくいのではないかと考えている方も多いかもしれません。

しかし実際は、プールや海は、熱中症になるリスクの高い環境の一つでもあります。

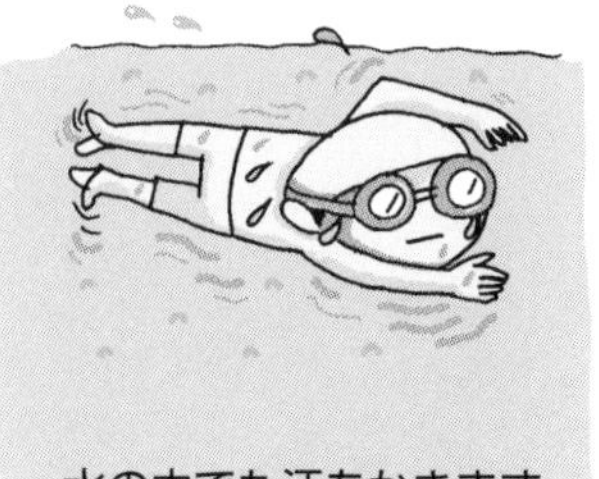

水の中でも汗をかきます

私たちは、泳いでいるときにも汗をたくさんかいていますが、水の中に入っていると汗をかいていることに気づきにくくなります。

泳いでいる間に水分補給をする機会は少なく、実際は脱水症になっていることも少なくありません。

日光が直接体に当たるのも、熱中症のリスクを高めています。

これも、私がマスコミからコメントを求められた事例です。ある年の8月に、市民プールで泳いでいた10歳の男の子が熱中症になってしまいました。

最高気温が30℃を超える真夏日で、プールは混み合っていたそうです。

1時間ごとに10分間の休憩が設けられていましたが、男の子はすぐに遊べるよう日陰には移動せず、プールサイドでずっと待機していました。

13時ごろからプールで遊び始め、15時ごろに突然足がつって、おぼれかけてしまいます。

結果は1度の熱中症で、経口補水液を800㎖飲んで体調が回復しました。

炎天下でのプール遊びや休憩時間も日なたにいたこと、十分な水分補給ができなかったことなどで、熱中症になってしまったと考えられます。

プールや海を楽しむ際に重要なことは、こまめな休憩をとることです。休憩は日陰や屋内などの涼しいところで休み、必ず水分補給をしてください。

プールサイドはアスファルト状になっていて、太陽光により高温になっていま

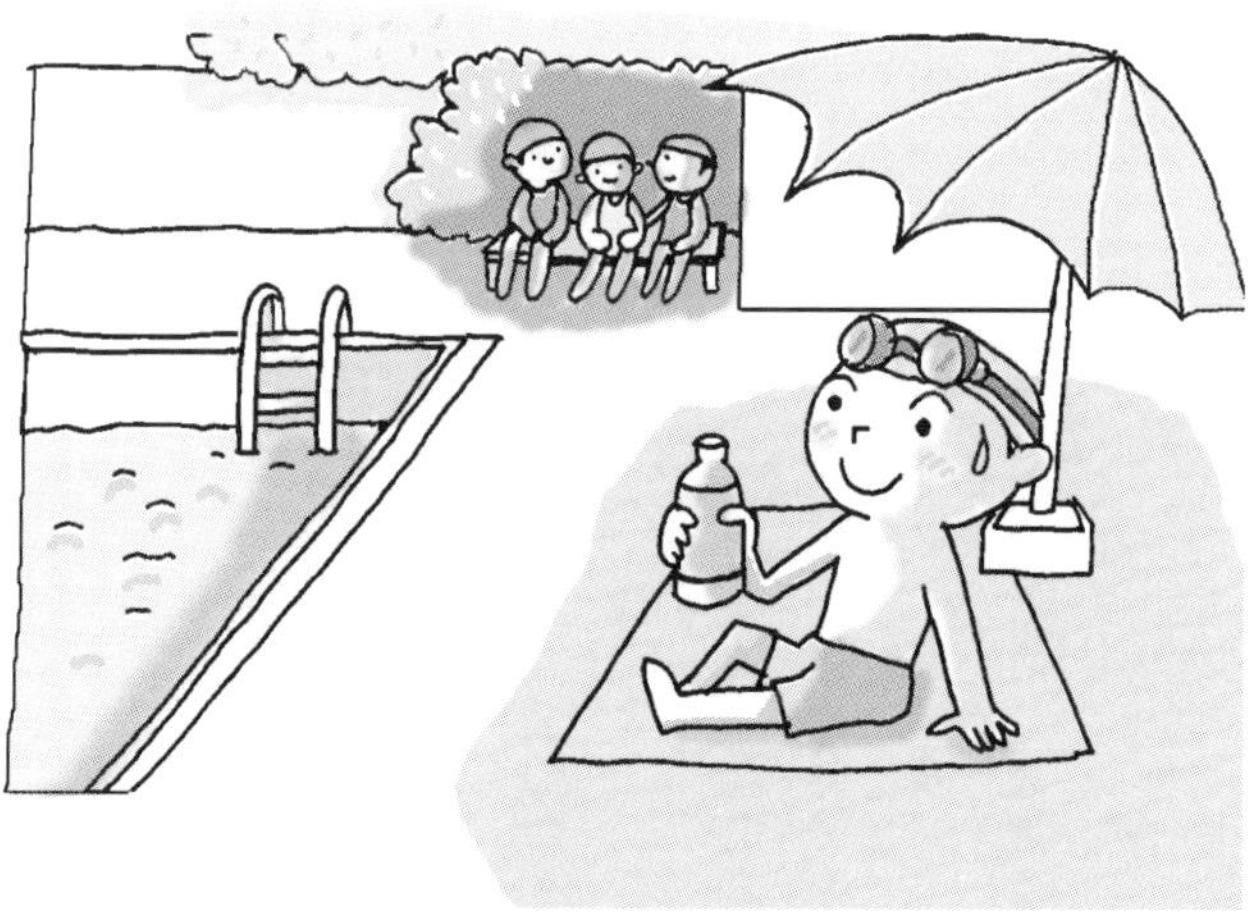

す。その上で休んでも、クールダウンにはなりません。頭上からの輻射熱とアスファルトの岩盤浴効果で、体温上昇を引き起こしかねません。

日陰の涼しい場所、足下が冷えている場所を選んで休むように心がけましょう。

子ども連れの家族でプールや海に行く際は、大人が定期的に声をかけて子どもに休憩をとらせましょう。

子どもたちだけで行く場合は、必ず休憩をとりながら遊ぶ、少しでも体調が悪くなったらすぐに休んで水分補給をするなどを伝えておくことが大切です。

23 夏場のマスクは子どもが危険

新型コロナウイルス感染症がまん延してから、マスクをつけて外出することが日常になりました。そんななかで危惧されるのが、夏場にマスクをつけて外出することによる熱中症です。

結論から言うと、日常生活の範囲内であれば、大人はマスクをつけることで熱中症のリスクが上がることはありません。ただし、子どもは注意が必要です。

大人の体温調節は、汗をかくことと血管を広げることで行っています。マスクをしても体温調節の仕組みには影響を与えないので、熱中症のリスクが上がる心配はありません。もちろん、マスクを着けたままで激しい運動や労働をしたら、大人でも熱中症を引き起こしやすくなるのは言うまでもありません。

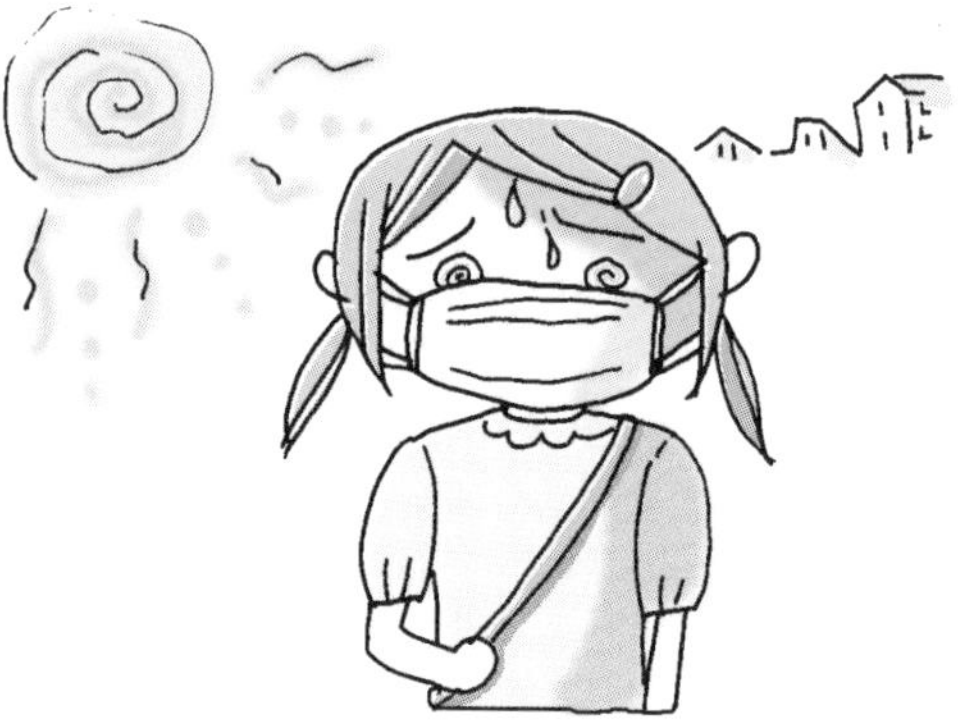

ただし、マスクをすることでのどが渇きにくくなり、水分補給のタイミングが遅れる可能性は考えられます。意識的にこまめな水分補給をすることが大切です。

子どもは、汗をかいたり血管を広げたりする機能が未熟であり、呼吸により体温調節を行っています。マスクをすると、呼吸で逃していた熱がこもってしまい、熱中症のリスクは上がると考えられます。

とくに小学生未満の子どもは、夏場にマスクをつけて外出することは避けたほうがよいでしょう。小学生以上の子どもでも、マスクをつけるとのどが渇きにくくなるので、こまめな水分補給を促すことが大切です。

24 コロナと熱中症の違いはこれ！

新型コロナウイルス感染症と熱中症は、症状がよく似ています。どちらも放っておくと、脱水症からの高体温を引き起こします。

脱水症による初期症状は、体のだるさや頭痛、吐き気などです。新型コロナウイルス感染症では、脱水症の症状に加えて、のどの痛みや咳、息苦しさなどの呼吸器症状も現れます。

一方で、熱中症では呼吸器症状が出ることはありません。熱中症は熱にあたる病気なので、発症前の24時間以内に蒸し暑い環境にいたかどうかも見分けるポイントです。

ただし、熱中症も重度になると、呼吸困難や呼吸不全を起こすので、注意が必要です。

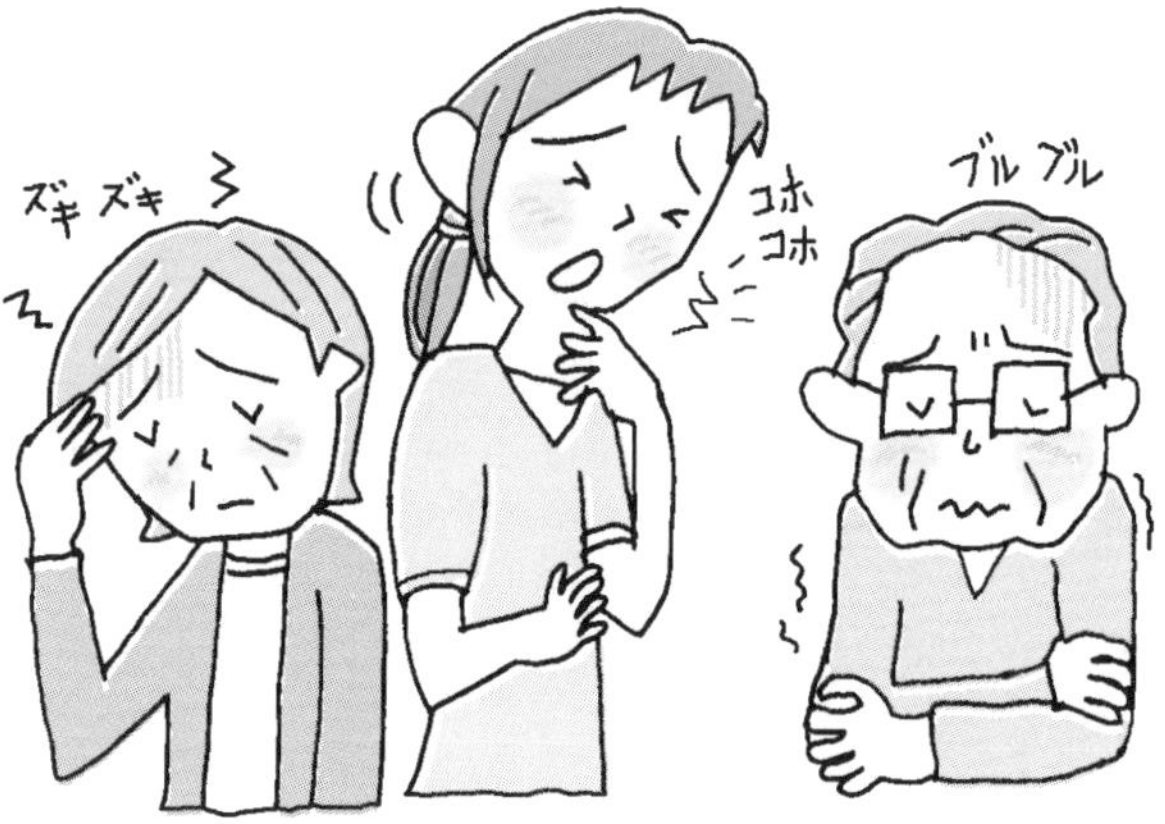

新型コロナ感染症と熱中症の初期症状は似ています

新型コロナウイルス感染症による発熱は解熱剤を使ってもかまいませんが、熱中症による発熱は解熱剤を使ってはいけません。体を冷やして水分補給をすることが大切です。

2つの病気は症状がよく似ているものの対処法はまったく異なるので、判断に迷った場合は、素人判断はせずに、病院を受診しましょう。

Part Ⅱ

予防

効果的な熱中症予防策、教えます！

25 実は1年を通した予防策が大事

熱中症は夏だけではなく、1年を通して予防することが大切です。実は、夏が来てからでは手遅れな予防策も多いのです。

夏が来る前にやっておくべき予防策は、大きく3つあります。

一見すると、「どこが熱中症予防につながるの?」という項目ばかりかもしれません。でも、次に挙げる3つの1年を通した予防策が、私たちの体を暑さに負けないようにしてくれるのです。

予防策❶ 脱水症にならない体づくりを心がける

予防策❷ 筋肉量を維持する生活を心がける

予防策❸ 自律神経を整える生活を心がける

26 予防策❶ 脱水症にならない体づくりを心がける

脱水症を予防するためには、水分補給の訓練をしておくことが大切です。

「水分補給に訓練が必要なの？」と思うかもしれません。

しかし、普段から運動をしていない人がいきなりアスリートと同じようには動けないように、水分補給も普段から心がけていないと、夏にいきなり水分量を増やすのは難しいものです。

胃腸にも水分補給に慣れておいてもらうことが大切です。

水分補給が熱中症の予防につながる理由は、人間が体温コントロールをするためには水が必要だからです。

私たちの体は、健康な状態だと体温が常に36～37℃くらいに保たれています。

暑い夏でも寒い冬でも、私たちの体温は基本的には変わりません。

私たちの体は、暑いときには熱を外に逃し、寒いときには熱を発生させることで体温を一定に保っています。

食べたものを体の中で燃やしたり、必要に応じて自分の体の脂肪や筋肉を燃やしたりすることで、生きていくためのエネルギーを産み出しています。

しかし、そのエネルギーのすべてが体で使われることはありません。

したがって、私たちの体では日常的に余剰エネルギーを熱として外に逃がす必要があるのです。

発生した熱を外に逃すときには、2つの仕組みが働いています。

1つ目は、血管を広げて血液を体の外側に移動させて熱を逃す方法です。

2つ目は、汗をかいて熱を発散させる方法です。

普段の体温コントロールでは、1つ目の血管を広げて血液を体の外側に移動させる方法がメインで働いています。

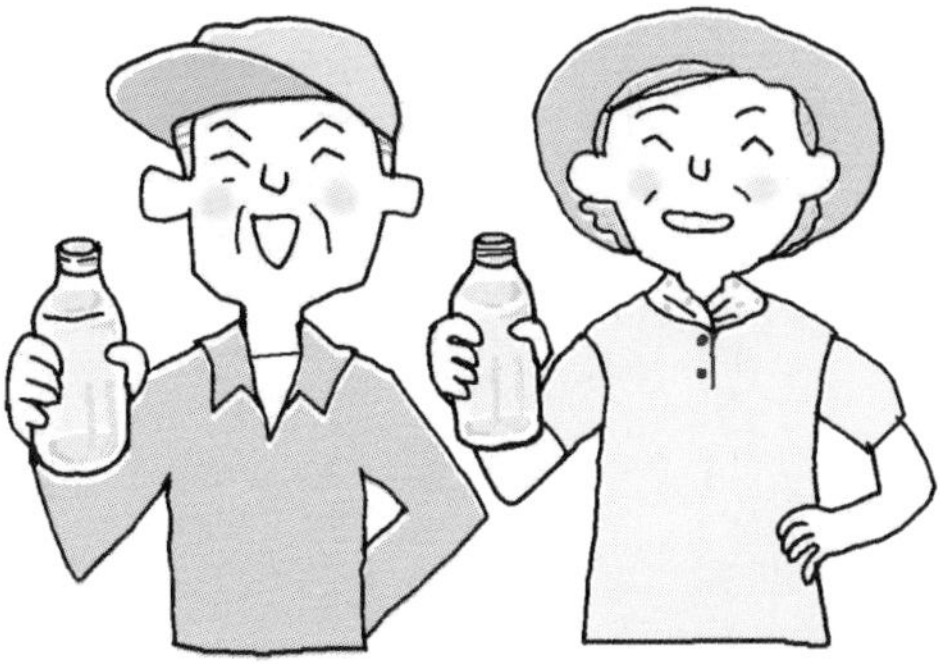

具体的には、体温コントロールの75％が血液の移動によるものです。
その証拠に、食事をして体の中で熱が発生しても、辛いものや熱いものを食べない限り食事で汗をかくことはほとんどありません。

体温をコントロールする2つの仕組みでは、いずれも水を必要とします。

血液も汗も、主に水からできています。

水分補給が熱中症予防に大切な理由は、血液や汗に必要な水分を体の中に蓄えておくためなのです。

具体的な水分補給の方法は、94ページ以降で詳しく説明します。

34 予防策❷ 筋肉量を維持する生活を心がける

熱中症を予防するためには、水分補給の訓練をするのと同時に、筋肉をつけておく（筋肉量を維持しておく）ことも大切です。

筋肉が、水分を体に蓄えておく貯蔵庫の役割を果たすからです。

私たちが飲んだ水分の4割は筋肉、2割が皮膚に蓄えられています。いくら水分補給をしっかり行っていても、水分を蓄える筋肉がなければ体の外に出ていってしまいます。筋肉量はいきなり増やすのが難しいので、1年を通して筋肉を鍛えておくことが大切です。

筋肉量は40歳をピークに低下するといわれていて、下半身の筋肉はなんと20歳をピークに低下し始めます。筋肉を落とさないためには、鍛えるのと同時に筋肉の材料になる栄養素をしっかりとることも大切です。

筋肉を鍛えるといっても、日々の生活に筋トレを取り入れるのはハードルが高いと感じる方も多いでしょう。日ごろからあまり運動する習慣がない方は、筋肉を鍛える前に、筋肉量を維持することを意識してみてください。

座っている時間を減らすだけで、筋肉量を維持することにつながります。

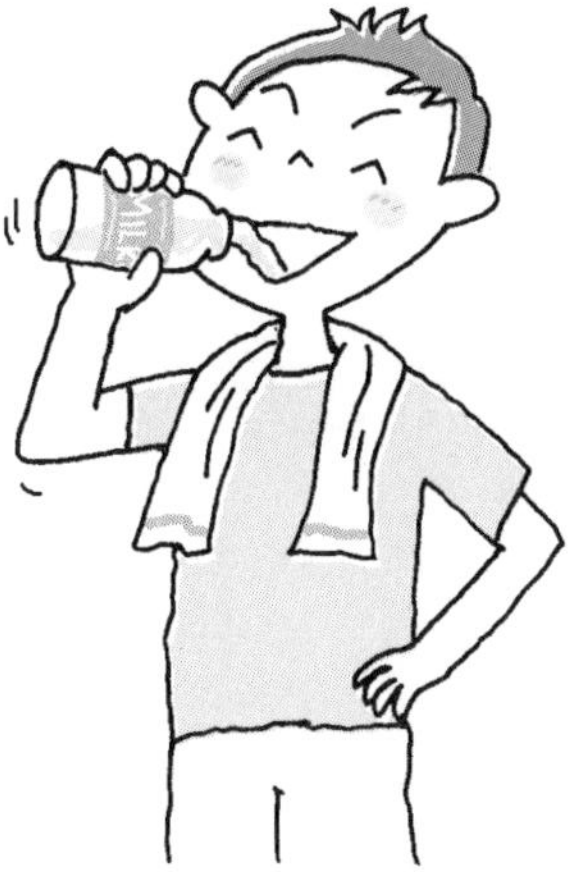

運動をする場合は、筋肉の材料になるタンパク質をとってから始めるのがおすすめです。

手軽な方法として、コップ1杯の牛乳を飲んでからウォーキングする方法があります。牛乳には、筋肉の材料になるロイシンというアミノ酸が豊富に含まれているからです。

アミノ酸はタンパク質の主成分で、その中でもロイシンはとくに筋肉合成にはよいといわれています。ロイシンは体内で合成できないので、食事で摂取しなければなりません。ロイシンは動物性タンパク質に多く含まれており、牛肉やロースハム、レバーなどの肉類、アジやサケ、かつお節などの魚介類、チーズや脱脂粉乳などの乳製品のほか、高野豆腐や湯葉などの大豆製品などにも含まれます。

なお、激しい運動をする際は運動前だけでなく、運動後30分以内にプロテイン飲料（タンパク質の主成分であるアミノ酸が豊富に含まれている飲料）を飲むことで、壊れた筋肉の回復がより速く進みます。

プロテインを飲むだけでは筋肉はつかないので、必ず運動とセットで飲むようにしましょう。

手軽にできる下半身の筋力維持に向いている運動をいくつか紹介しましょう。

❶ウォーキング

動きやすい時間帯を選んで散歩をすることは心身のリラックスにもつながりま

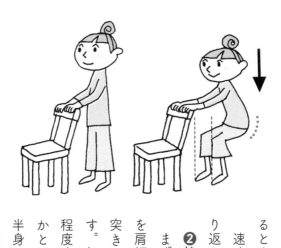

す。万歩計を使って、目標を持つことでモチベーションも維持できます。歩く速度も強弱を付けるとより効果的です。

速く歩いて、疲れたらゆっくり歩く。この繰り返しがおすすめです。

❷椅子を使ったスクワット

まず、椅子を用意して、立った姿勢のまま足を肩幅程度に開きます。そして、お尻を後方に突き出すように膝をゆっくりと曲げていきます。無理のない範囲で膝の角度が90度に近づく程度まで曲げていきます。つま先ではなく、かかとに力を入れながら行うことで、お尻から下半身の筋肉が強化されます。

回数の目安はとくにありませんが、10回程度を1セットで2～3セットを1日おきくらいに行うのがよいでしょう。

❸座ったままできる膝あげ体操

椅子に座ったままでもできる下半身の筋肉強化法です。

椅子に座り、背もたれに寄りかからないように座ります。その状態で、背筋を伸ばして体をまっすぐにして、片方の膝を伸ばして、ゆっくりと膝を曲げながら足を下ろします。その後に、もう片方の膝を伸ばして曲げながらゆっくりと下ろします。これを左右で5回ずつを1セットとして、2～3セットを1日おきくらいに行うのがよいでしょう。

筋肉を鍛えることは、水分の貯蔵庫をつくるだけではなく、むくみ予防にもつながります。

基本的にむくみは、筋肉がない場所に出るものです。足のむくみで悩んでいる方は、筋肉を鍛えることで、熱中症予防とむくみ解消の両方が叶うかもしれません。

35

予防策❸
自律神経を整える生活を心がける

自律神経とは、私たちの体にある神経系の一部に付けられた名称です。

〝自律〟という言葉どおり、私たちの意思とは無関係に働いて体の調子を最もよい状態に保ち続ける神経の総称です。体温・血圧・脈拍を一定に保つ、食事の消化吸収、尿や便を排出する、など生命の維持に必要なことを自律神経が助けてくれるのです。

自律神経ではない神経の例として運動神経があります。運動神経は、私たちが動こうとした意志があるときに働いてくれる神経で自律はしていません。

自律神経は「交感神経」と「副交感神経」の2種類から成り、互いにバランスを取りながら体の状態を整えています。

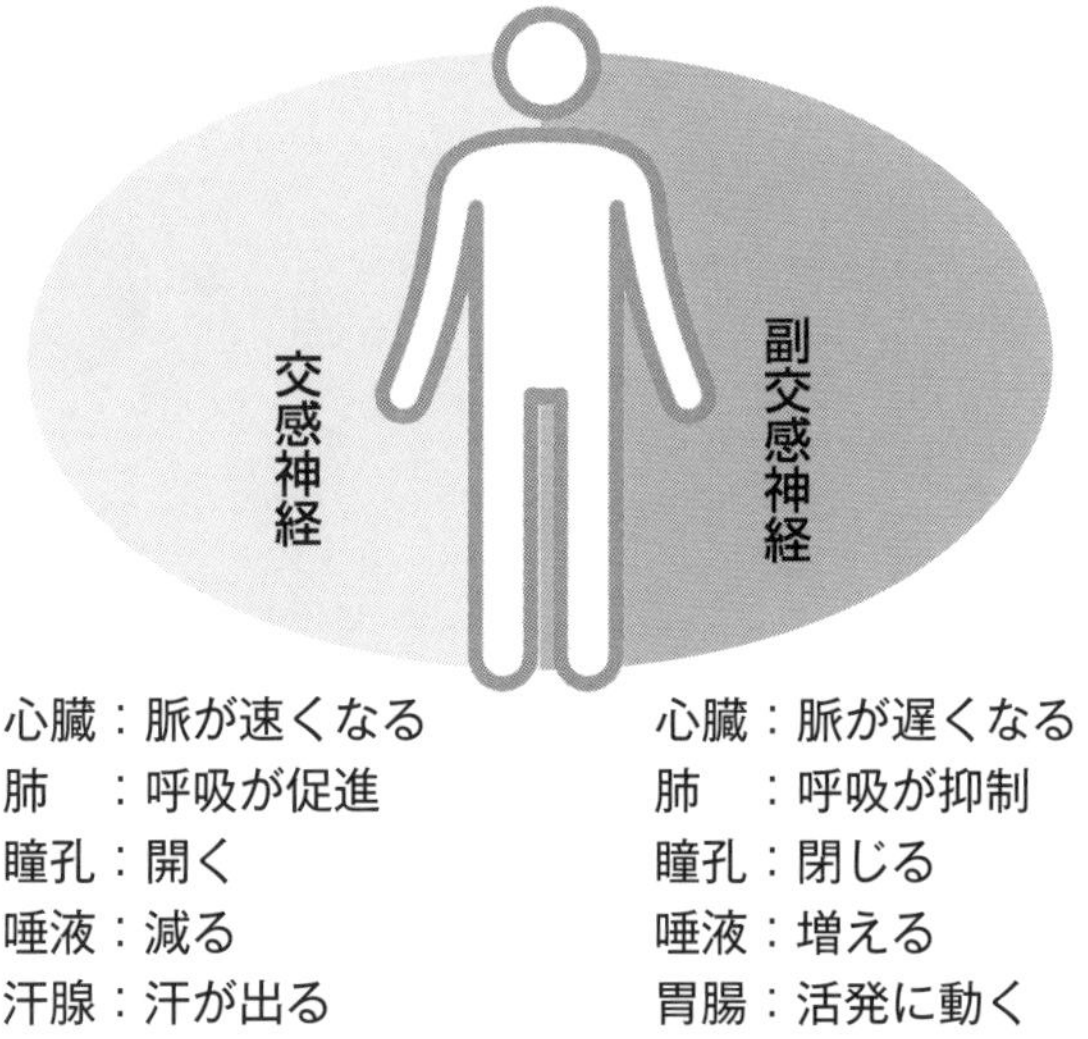

交感神経と副交感神経の働き

車の運転に例えると、交感神経がアクセルに、副交感神経がブレーキに相当すると考えてください。

車はアクセルとブレーキをうまく使いながら、安全に効率的に走行することができるのです。自律神経は、全身に分布しているので、常にバランスがとれている状態が望ましいでしょう。

とくに、熱中症対策としては、異常高体温を防ぐために、交感神経が働いて発汗を促し、副交感神経が働いて皮膚の血管を拡張する機能が大事になります。

熱中症を予防するためには、水分補給

ができて水分を蓄えられる体をつくると同時に、蓄えた水分を体温調節に活用できるような体づくり、つまり自律神経の働きを保つことが大切なのです。

私たちが体温を調節する仕組みは2つあります。暑くなったときに汗腺を働かせて汗をかくことと、血管を広げて体の表面に温かい血液を移動させ、熱を逃すことです。2つの仕組みは、自律神経のバランスがとれている状態で正常に機能します。自律神経のバランスが乱れていると、体温調節がうまくできず、十分な水分補給をしていても熱中症になりやすくなります。


自律神経の不調が起こる要因は、睡眠不足や運動不足、不規則な生活、エアコンの効いた環境でずっと過ごしていることなどです。

睡眠不足になると、体に疲れがたまって自律神経が不安定になります。

エアコンの効いた部屋でずっと過ごしていると、体温調節をする必要がなくなってしまいます。体がもともと持っている体温調節の仕組みを使う機会がなくなることで、自律神経が怠けてしまうのです。

夏の間はできるだけ暑さから逃げて涼しい環境で身を守ることが最優先なので、ほかの季節にいろいろな気温に触れて、自律神経を鍛えておきましょう。

自律神経を活性化させる習慣を取り入れることも、熱中症を予防するうえで有効です。たとえば朝起きて水や白湯を飲むことや、仙骨マッサージをすることなどが挙げられます。朝起きたときに水や白湯を飲むことで、胃腸が刺激されて自律神経が活性化します。

また、仙骨とは、背骨の一番下、腰の真ん中にある骨のことです。仙骨の部分には太い神経や血管が通っています。仙骨は筋肉や脂肪が少なく熱が骨を伝わりやすい（骨伝導速度が速い）ので、そこに、温かいシャワーを3~5分程度当てることで血行の改善と自律神経の刺激効果が得られます。

ほかの方法としては温かいカイロやおしぼりを当てるのもよいでしょう。実は、手術の麻酔の際に仙骨に局所麻酔薬を注入すると、下半身の痛みがなくなります。同時に、下半身の血行改善と胃腸の動きが促進されます。

まさに、自律神経が活性化されるのです。

コラム1

よい眠りを得るには最初の3時間がポイント

睡眠は、眠りについてから最初の3時間がとくに重要です。私たちの睡眠にはREM睡眠とノンREM睡眠という2つの時間帯があります。REM睡眠（rapid eye movement sleep, REM sleep）のREMとは、急速眼球運動（rapid eye movement）の略語です。つまり、眠っているが目だけが動いている浅い眠りの夢をみることが多い時間帯です。その後、目も動かなくなるような深い睡眠であるノンREM(non rapid eye movement sleep,Non REM sleep）の時間帯に入ります。ノンREM睡眠は体の疲れをとるための大切な時間です。REM睡眠とノンREM睡眠は90分で1サイクルになっていて、3時間で2サイクル、6時間睡眠をとると4サイクルになります。とくに、初めの3時間寝ることで得られる2回のノンREM睡眠は深い眠りです。ノンREM睡眠を多く得られるよう、寝室を快適な環境に整えましょう。

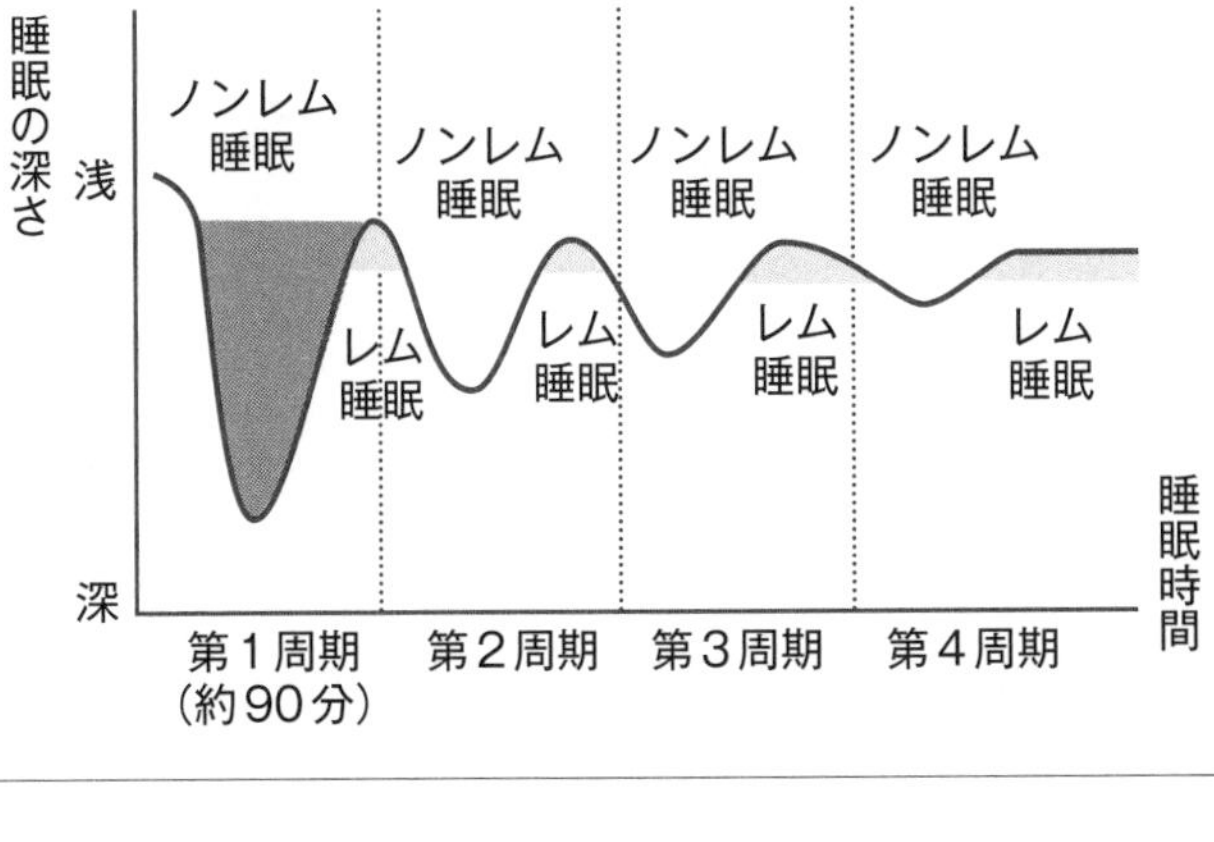

27

理想的な水分補給の方法を知る

理想的な水分補給の方法は、「6オンス8回法」と覚えましょう。1オンス※は約30㎖なので、1回に約180㎖の水分を8回に分けて補給する方法です。180㎖は、グラスに軽く1杯分くらいの量です。

水分補給をするタイミングは、食事の最中と、食事と食事の間、朝起きたとき、お風呂の前、寝る前をおすすめします。食事を3食とるなら計8回になりますね。

効果的な水分補給の秘訣は、可能な限り水分を少量に分けて摂取することです。最も効果的な方法が、病院で行われる点滴（輸液）です。点滴は、少しずつ継続的に体に水分を補給するので、水分吸収および水分保持に効果的な方法です。でも、点滴をしていたら日常生活の妨げになりますので、できるだけ点滴に近い飲み方、つまり小分けにして何度も摂取することが水分補給のポイントなのです。

※オンス：アメリカやイギリスで使用されている液量の単位

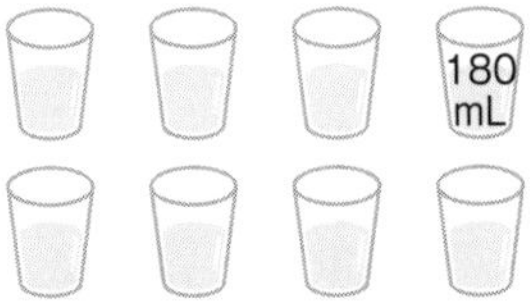

6オンス8回法

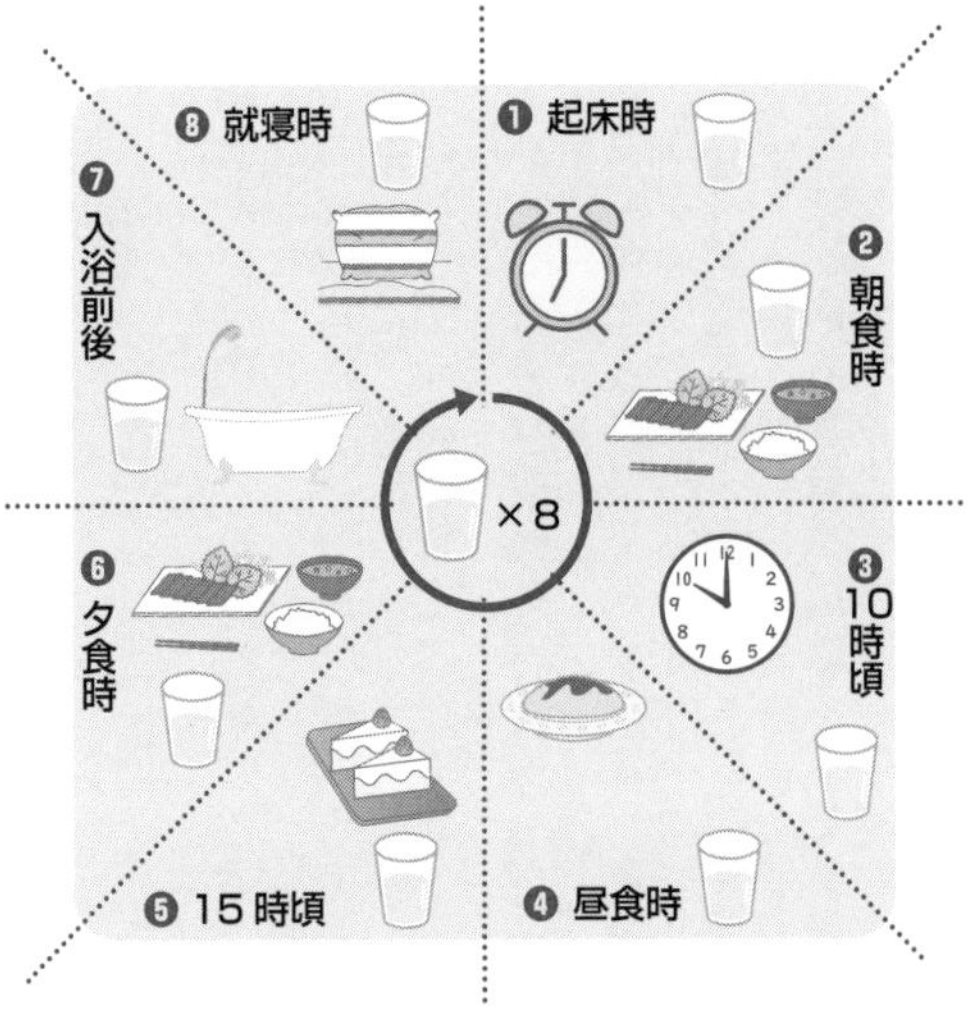

1日における水分摂取時間の目安

28 自分に合った水分量や種類、温度を知る

普段から水分補給の訓練をする理由は、水分補給できる体をつくること以外にもう1つあります。それは、自分に合う水分量や種類、温度を知ることです。

たとえば寝る前の水分補給は、コップ1杯だと夜中にトイレに行きたくなってしまう人もいるかもしれません。コップ1杯飲むと夜中に起きてしまう場合は、コップ半分の量にするなどの調節が必要です。その分、夜中に起きたときや日中にもう半分の水分を補給すれば問題ありません。

ただし、6オンス8回法で補給する水分量はあくまで目安で、1日に必要な水分量は人によって異なります。大人も子どもも等しく180㎖×8＝1440㎖が必要というわけではありません。

体重によって1日に必要な水分量は異なり、「4－2－1（ヨン・ニー・イチ）ルール」と呼ばれる方法を使って計算できます。

水分は食事から半分、飲み物から半分補給するのが目安なので、4－2－1ルールで計算した水分量の半分を、飲み物から摂取する計算になります。ちなみに食事を1回抜くと、おおよそ500㎖程度の水分補給が追加で必要です。したがって、食事を抜くだけでも脱水症を起こしてしまうこともあるのです。

4-2-1 ルールの計算法

Holliday-Segar 式；
4-2-1 ルール
①体重のはじめの 10kg × 4
②体重の次の 10kg × 2
③残りの体重× 1
①＋②＋③＝ 1 時間あたりの基礎必要水分量

体重 60 kg の場合には
① 10 × 4 ＝ 40
② 10 × 2 ＝ 20
③残りは 60―10 － 10 ＝ 40 なので
　40 × 1 ＝ 40
①＋②＋③＝ 100㎖⇒ 24 時間に変換すると
1 日に 2400㎖が基礎必要水分量となる。

15 kg の子どもの場合は
① 10 × 4 ＝ 40
② 5 × 2 ＝ 10
③ 残りはないのでゼロ
①＋②＋③＝ 50㎖⇒ 24 時間に変換すると
1 日に 1200㎖が基礎必要水分量となる。

29 水分補給の正しいタイミングを知る

自分に必要な水分量がわかったら、水分補給をするタイミングも押さえておきましょう。

多くの人はのどが渇いたら水分補給をしていると思いますが、実は適切な水分補給のタイミングは年代によって異なります。

大人の場合は、のどが渇いたらすぐに水分補給をするのがよいでしょう。子どもは自力での補給が難しく、また高齢者はのどの渇きを感じにくいので、より注意が必要です。

子どもの場合は、大人以上に早めの水分補給が必要です。

子どもは体重に対してより多くの水分が必要で、なおかつ、大人よりも水分が

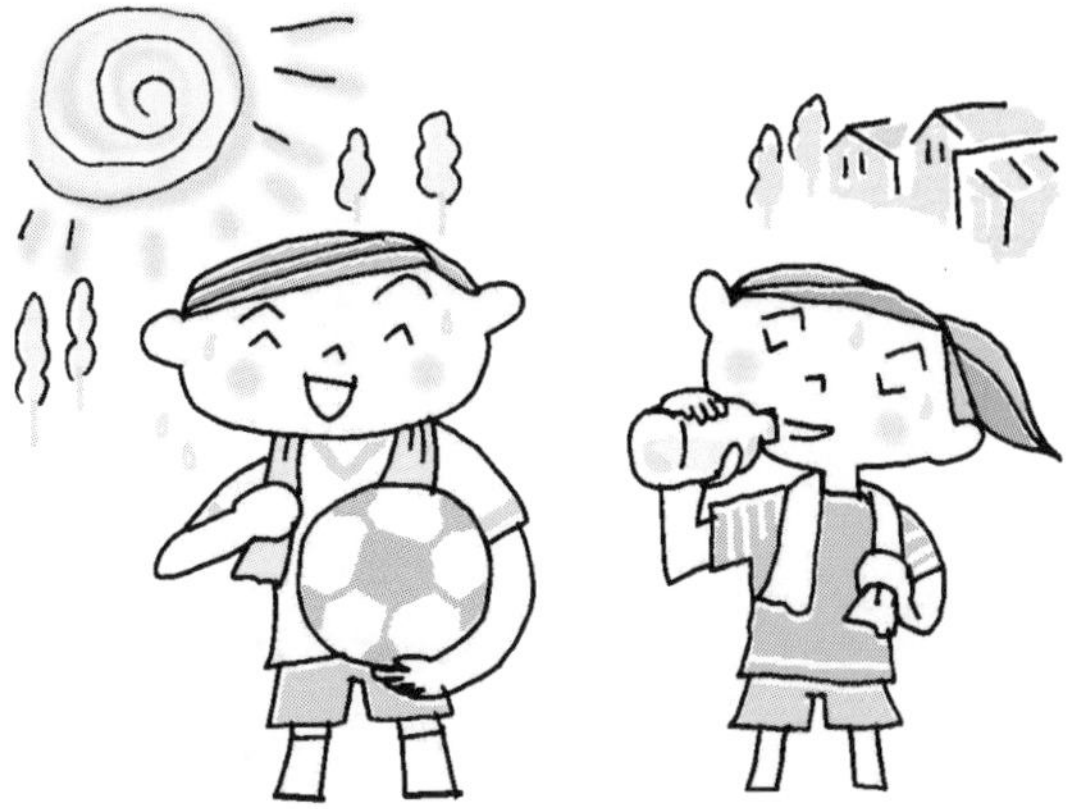

失われやすいからです。
大人では体重の約6割の水分を必要とするのに対し、子どもは体重の約8割の水分を常に体の中に蓄えておかなければなりません。
さらには、ある程度大きくなれば、のどが渇いたタイミングで水分補給ができるようになりますが、小さな子どもはのどが渇いたことを自覚するのが難しく、水分補給のタイミングは周りの大人に委ねられています。
のどが渇いたことを自覚できる年齢であっても、遊びに夢中になっていると気づかないこともあるでしょう。

30

子どもが大人より水分を失いやすい理由

❶汗をかく機能や腎機能が未熟

子どもは、汗をかく機能が大人ほど発達していません。そのため、暑くなるとすぐに汗をかき始めることや、体の中の水分が減ってきてもすぐに汗を止められないことがあります。そして必要以上に汗をかいてしまい、体の水分が奪われやすくなります。

汗をかく機能に加えて、腎臓の機能も大人より未熟です。大人の場合は1日に200ℓくらい尿のもとがつくられますが、そのうち最終的に尿として外に出ていくのは約1ℓです。残りの199ℓの水分は、尿がつくられる過程で再度体の中に戻されます。しかし子どもは、体の中に戻されるべき水分をうまく再取り込みできません。汗だけでなく尿としても、体の中から出ていく水分の量が多くなってしまいます。

❷成長する過程で大量の水分が必要

子どもは成長する過程にあるので、体の中でエネルギーをつくり出す際に多くの水分を必要とします。そのため、大人よりも水分の消費が激しくなっています。

❸皮膚や呼吸から出ていく体重あたりの水分量（不感蒸泄）が大人よりも多い

成人では、体重1kgあたり1日15㎖の水分が皮膚や吐く息から外に出ていきます。それに対して子どもは、体重1kgあたり1日25～50㎖の水分が皮膚や呼吸から奪われます。同じ体重で比較した場合、子どものほうがより多くの水分が出ていってしまうのです。

大人よりも体の水分を失いやすい子どもの水分補給で気をつけるポイントは、いつでも水分補給ができる環境を整えてあげることです。

水筒を持たせたり給水器を設置したりして、飲みたいと思ったタイミングで水分補給できるようにすることが大切です。

学校では、休み時間だけでなく、授業中でも水分補給を許可してあげたほうがよいでしょう。飲む量も年齢で決めるのではなく、子どもがほしいと感じる量を飲ませてあげてください。同じ年齢であっても、体の成長度合いには差があるからです。飲みすぎてお腹を壊したりトイレが近くなったりすることで、感覚的に自分にとっての適正な水分量を覚えてもらうことも大切です。

水筒を持たせる場合は、中に入れる飲み物の種類は大人が選定してください。糖分や塩分を含まない、水やお茶などがおすすめです。ミネラルの入った麦茶などもよいですね。

なお、学校生活における適切な水分補給のメリットは、熱中症予防だけではありません。アメリカにある米国疾病予防センターからは、以下の4つのメリットが提示されています。①から④のどれもが、子どもの成長には欠かせない水分補給のメリットです。

学校生活における水分補給の必要性；４つのメリット

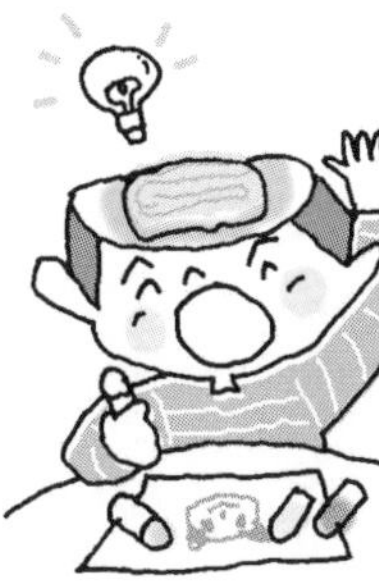

①水分補給により、児童の思考能力を向上させる。

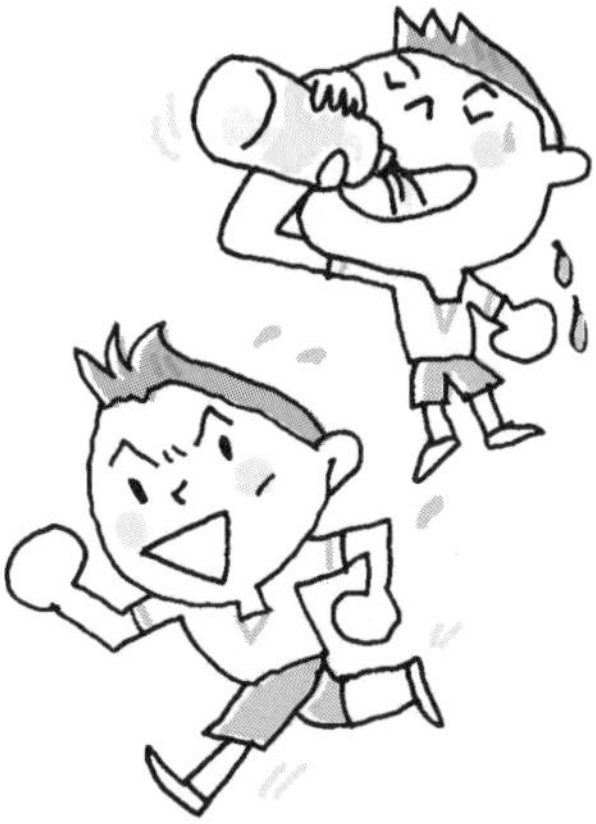

②適切な水分補給がからだを機能させるためには必要である。

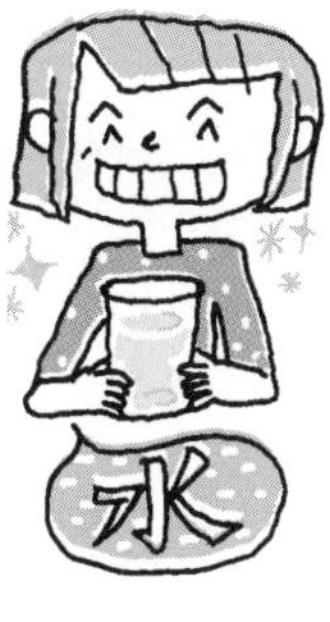

③飲水行動は、う歯（虫歯）を予防する。

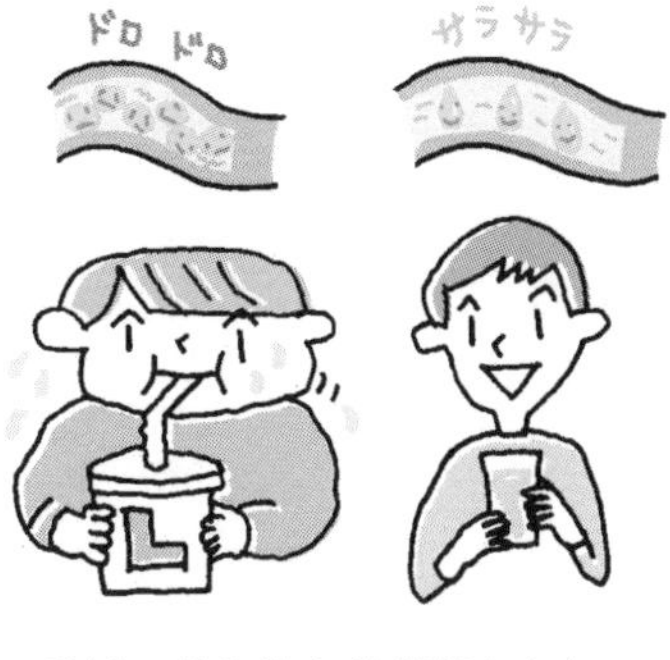

④甘い飲み物を飲む代わりに飲水することで、肥満や慢性疾患の予防になる。

（米国疾病予防センターによる）

31

高齢者がより水分を失いやすい3つの理由

高齢者の場合は、子どもとは違った理由で水分補給のタイミングに注意が必要です。

高齢者は、もともと体に蓄えられている水分量が少なくなっている特徴があります。水分を蓄える役割がある筋肉が減少して、体の中に水分を蓄えられなくなってしまうからです。健康な成人で体重の6割程度を占めていた水分は、高齢者になると5割程度まで減少します。

体に蓄えられる水分量が減ってしまうほかに、高齢者にも以下のような3つの特徴があります。

❶のどの渇きを感じにくくなる

年齢を重ねるにつれて、のどの渇きを感じる脳のセンサーが鈍くなってしまいます。そのため、体の中の水分が減っても、のどが渇きにくくなってしまうのです。

❷腎臓の機能が低下する

加齢にともなって、腎臓の機能も低下します。とくに尿を濃縮する能力が低下するので、体の水分が減っても薄い尿が出続けてしまうことがあります。必要以上に水分が体の外に出てしまうので、脱水症になりやすい状態といえるでしょう。

❸食事量が減る

加齢により噛む力や食欲が低下することで、食べる量が減少します。

1日に必要な水分量の半分は、食事から補給することが理想的ですが、食べる量が減ることで食事から得られる水分量も減ってしまいます。出ていく水分が多いだけでなく、摂取する水分量も減少するので、脱水症になりやすい状態です。

❹トイレが近くなるので水分補給を控えようとする

加齢にともなって泌尿器系の病気になったり、冷えに弱くなったりすることで、トイレが近くなってしまいます。頻繁にトイレに行きたくないからと、水分の摂取を控える高齢者は少なくありません。介護が必要な人の場合は、おむつ交換の頻度を減らすために水分補給を控えてしまうこともあるようです。

❺暑さを感じにくくなる

私たちの皮膚には、暑さを感じるセンサーと寒さを感じるセンサーの両方が存在します。センサーの数は、暑さを感じるものより、寒さを感じるもののほうが多いのです。年齢を重ねるにつれて両方のセンサーの数が減り、最終的には寒さを感じるセンサーのみが残ります。暑さを感じにくくなることで、汗で失われた水分を補給するタイミングが遅れがちになります。

のどの渇きや暑さを感じにくい高齢者の水分補給で心がけてほしいポイントは、薬を内服する際に時間を決めるように、水分補給も時間を決めて行うことです。

6オンス8回法を目安に、1回に飲む量と1日の間で飲むタイミングを決めておいてください。

理想的な水分量を最初から飲みきれなくてもよいので、1回にまとめて飲むの

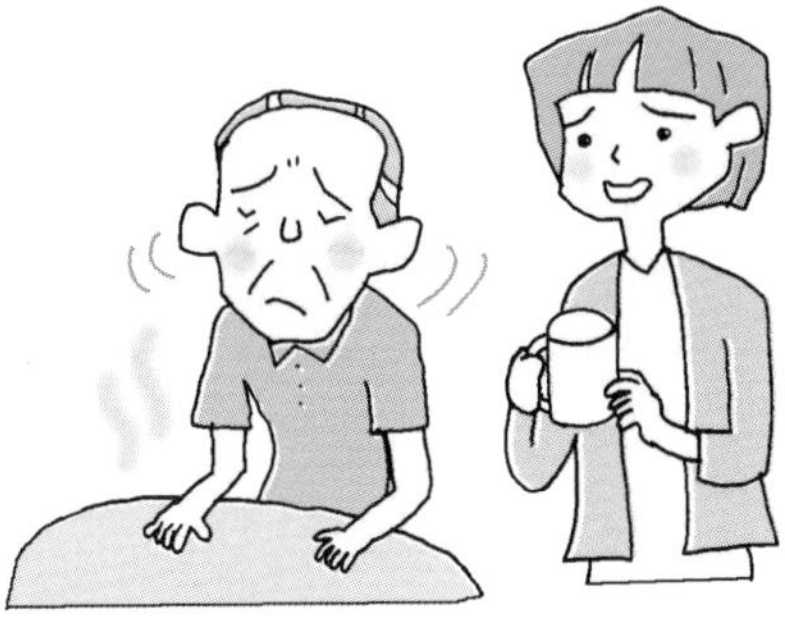

ではなく、こまめに飲むことが大切です。

ちなみに、薬はなぜ3度の食事のあとに飲むかご存じでしょうか。

もちろん、胃に負担がかからないようにという薬も中にはありますが、ごくわずかです。

本当の理由は、飲み忘れないようにするためです。薬は血液中の有効濃度を保つことが大切です。そのためには、忘れずに内服することが大事なのです。

それと同じように、水分も体に一定量維持することが大切なので、水分補給も時間を決めて飲んだほうがよいのです。

32

水分補給には、水以外、何を飲んだらいい？

水分補給をするといっても、水だけでは飽きてしまう人もいることでしょう。無理に水だけを飲む必要はなく、自分の好きな飲み物を飲んでかまいません。

❶スポーツ飲料

「スポーツ飲料を普段から水分補給として飲んだほうがよいのでしょうか？」という質問をよくされますが、スポーツ飲料にはたくさんの電解質や糖分が含まれているので、水分補給として大量に飲むと、糖分のとりすぎになってしまいます。スポーツ飲料は、スポーツで失われたエネルギー、電解質および栄養素を補うための飲料として摂取するようにしましょう。

子どもの水筒に入れる飲み物もスポーツ飲料より水やお茶にしてください。

❷アルコール飲料

スポーツやサウナで汗をかいた後にビールで水分補給、なんて考えていませんか？　これは大きな間違いです。ビールなどのアルコール飲料は、脱水を引き起こす唯一の飲料なのです。

アルコールには強い利尿作用があるので、とった水分が尿として外に出ていってしまいます。アルコール飲料だけは水分補給として役に立たないので、お酒を飲むときは、同時にたくさん水を飲み、酒の肴も食べるように心がけてください。

❸カフェイン入り飲料

「カフェインにも利尿作用があるから、水分補給には向いていないのではないか」と思う人もいるかもしれませんが、日常的な水分補給であれば、カフェイン入りの飲み物を飲むのは問題ありません。カフェインにも利尿作用がありますが、普段からカフェイン入りの飲み物を飲む人であれば、体が慣れていて利尿作用が出にくいのです。コーヒーやお茶など、好きな飲み物で水分補給をしてください。

水分補給の習慣をつけることと、水分補給を無理なく行えることが大切です。

33 水分補給のための飲み物の温度は?

飲み物の温度も、好みの温度で問題ありません。

夏でも温かい飲み物が飲みたい人もいるでしょうし、1年中冷たい飲み物がよい人もいるでしょう。

普段の水分補給を通して、どのような温度の飲み物が自分にとって飲みやすいかを把握しておきましょう。

水分摂取量を多くするためには、好みの温度の飲料を無理なく、こまめに飲むことが大切なのです。

なお、冷たいものの飲み過ぎは、胃腸にある消化酵素の働きを低下させて消化不良を起こしてしまうことがあります。飲み過ぎには注意してください。

ちなみに、日常的な水分補給では水分の種類や温度にこだわらなくてもよいですが、熱中症になってしまったとき、つまり非日常的な水分補給にはカフェイン入りの飲み物や温かい飲み物は避けてください。

熱中症や疾患で体温が上昇した場合、またはスポーツ後に体温が上昇した場合には、体温を低下させるために冷たい飲料を摂取するとよいでしょう。まずは、冷たい経口補水液で水分補給をしましょう。

日常的な水分補給と非日常的（脱水症や熱中症などのとき）な水分補給は、分けて対応してください。

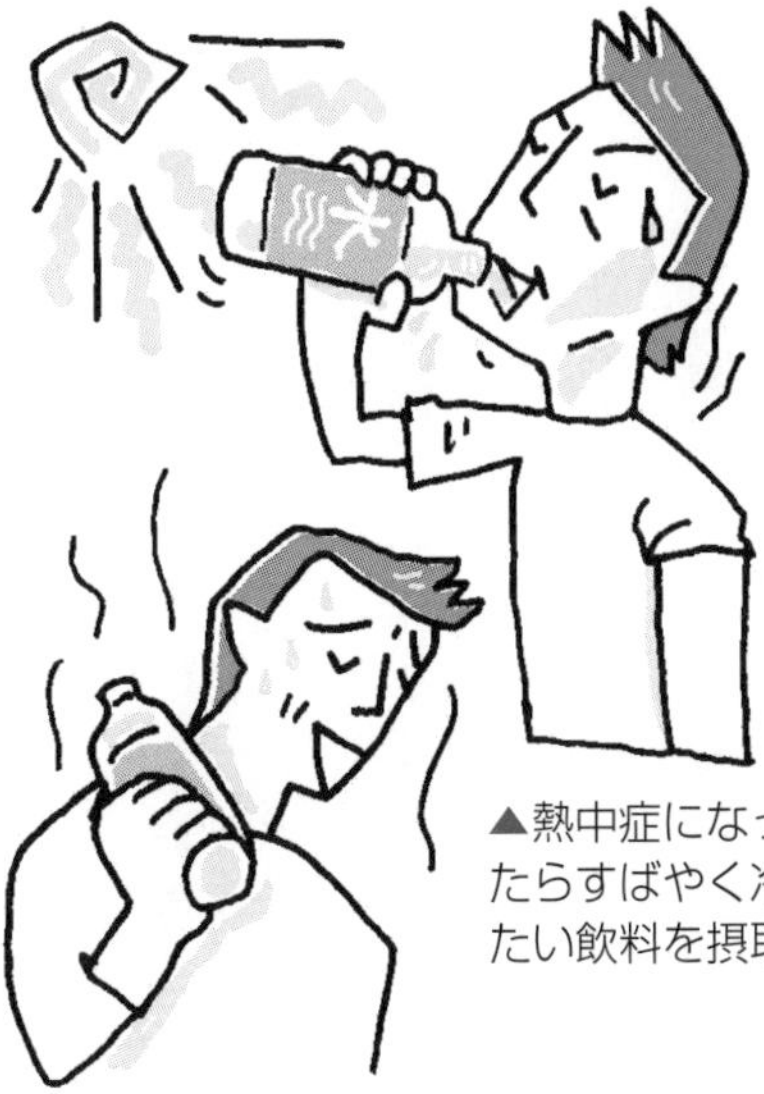

▲熱中症になったらすばやく冷たい飲料を摂取

▲冷たい飲料を飲む前に首の血管を冷やすのも効果的

36

夏を前にした予防策、暑熱順化

暑熱順化《しょねつじゅんか》とは、暑くなったときにすぐに体温コントロールができる体をつくっておくことです。

軽く汗ばむ程度の運動を日常的に取り入れることで、暑熱順化の対策ができます。具体的には以下のような運動がおすすめです。

- ウォーキング：1回30分を週5日程度
- ジョギング：1回15分を週5日程度
- サイクリング：1回30分を週3日程度
- 筋トレ・ストレッチ：1回30分を週5日〜毎日
- 入浴（湯船に浸かる）：2日に1回程度

暑熱順化できていない
- 発汗が少ない
- 塩分の多い汗
- 皮膚血液量が少ない

⬇

「熱中症になりやすい」

暑熱順化できている
- 発汗が多い
- 塩分の少ない汗
- 皮膚血液量が多い

⬇

「熱中症になりにくい」

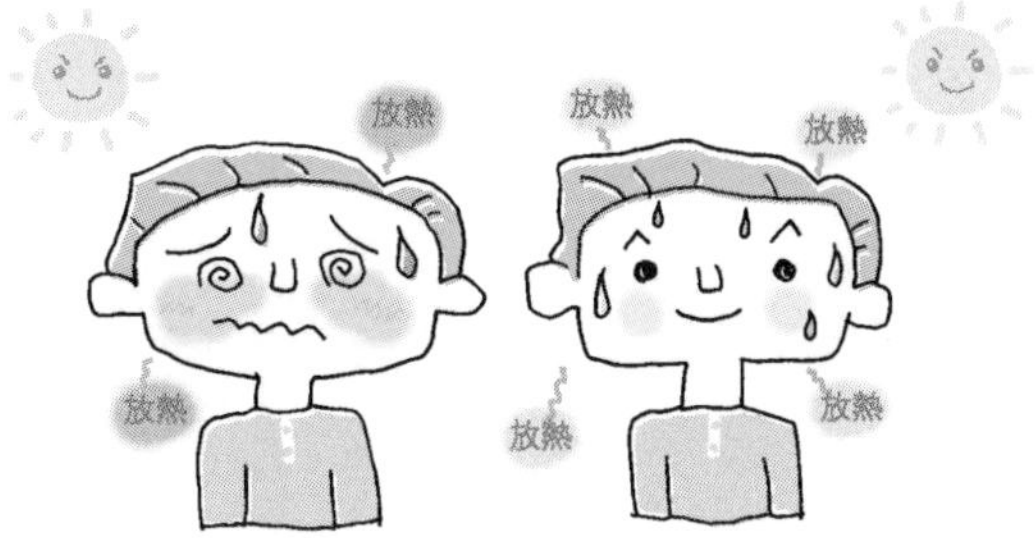

暑熱順化には数日から2週間程度かかるので、本格的に暑くなる前に準備するのがポイントです。ゴールデンウィークの前くらいから準備を始めるとよいでしょう。

暑熱順化していない状態で本格的に暑くなってから運動するのは危険なので、十分に注意してください。

なお、前ページに挙げた暑熱順化に向けたおすすめは、一般財団法人日本気象協会のホームページを参考に記載しました。

(https://www.netsuzero.jp/learning/le15)

ちなみに、汗をかくのは体温調節の最終手段といわれています。

体温調節の機能は2つあり、汗をかくことと血管を広げて熱を外に逃すことです。血管を広げる反応や汗をかく反応は、自律神経の働きによるものです。2つの機能のうち、体温調節に関わる割合は、汗をかくことが4分の1、血管を広げるのが4分の3です。そして、血管を広げて熱を逃すのは、体が暑さに慣れていないとできません。

暑熱順化していないと、暑い環境でも汗をかくことができなかったり、一度汗をかき始めたら止まらなくなったりして、体からの水分を奪いすぎてしまいます。

また、汗をかく場所は、年齢とともに変化します。子どもたちは全身で汗をかきますが、大人になるにつれて下半身の汗をかきにくくなります。年齢を重ねるごとに汗をかく部分が少なくなり、最終的には、おでこと脇の下しか汗をかけなくなってしまうのです。

2021 年夏の気温・降水量の予測

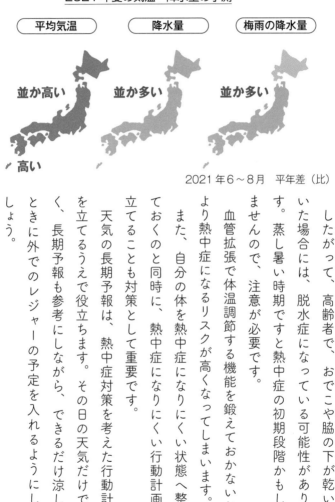

2021 年６～８月　平年差（比）

したがって、高齢者で、おでこや脇の下が乾いていた場合には、脱水症になっている可能性があります。蒸し暑い時期ですと熱中症の初期段階かもしれませんので、注意が必要です。

血管拡張で体温調節する機能を鍛えておかないと、より熱中症になるリスクが高くなってしまいます。

また、自分の体を熱中症になりにくい状態へ整えておくのと同時に、熱中症になりにくい行動計画を立てることも対策として重要です。

天気の長期予報は、熱中症対策を考えた行動計画を立てるうえで役立ちます。その日の天気だけでなく、長期予報も参考にしながら、できるだけ涼しいときに外でのレジャーの予定を入れるようにしましょう。

37 夏を迎える5つの準備

夏を迎えるにあたって、熱中症対策として準備しておいてほしいものが5つあります。

❶冷房器具、❷衣類、❸寝具、❹飲料、❺熱中症計です。

❶冷房器具

冷房器具は、本格的な夏を迎える前に一度点検しておきましょう。暑い時期になってから故障を発見しても、修理までに時間がかかることもあります。注意しましょう。

エアコンは、家だけでなく、職場や車なども点検しておくことが大切です。

また、扇風機やサーキュレーター、除湿機などもチェックしておいてください。

冷房器具に加えて、網戸が破れていないかも合わせて見ておくと安心です。もし壊れていたら早めに修理して、夏を迎える準備をします。

また、万が一夏の間に冷房が壊れてしまったときに備えて、公民館や図書館、ショッピングモールなど、暑さを避けられる近隣の施設を確認しておくことも大切です。地域によっては「クールシェアマップ」と呼ばれるマップが用意されている場合もあるので、お住まいの地域にマップがあるかどうかも見ておくといいでしょう。

❷衣類

衣類は、汗が蒸発しやすい素材や、風通しのよい素材の服を準備しておくのがおすすめです。

衣類に加えて、ストールや帽子など、日差しから身を守る小物類も準備しておくといいですね。また、冷房器具による冷風が直接体に当たっても寒すぎないように、薄手の羽織り物も役に立ちます。

❸寝具

寝るときの環境も大切です。

シーツや布団なども、夏物があるかどうか確認しておきましょう。最近は、企業の工夫により冷感まくらや寝具が販売されています。冷房器具の冷気を循環させるためのサーキュレーターの利用もおすすめです。

意外と忘れがちなのが、寝室の遮光です。就寝中はもちろん、日中の日差しで寝室が暑くなりすぎないように、しっかりと遮光しておく工夫も必要でしょう。

❹飲料

飲料は、日常的な水分補給をするための飲み物に加えて、万が一熱中症になってしまったとき用の飲料も用意しておくことをおすすめします。

毎日飲む飲み物は、1年を通した予防策で自分が飲みやすいと感じた飲み物でかまいません。日々の生活では必要な量をきちんと飲めることが大切なので、糖分やアルコールが入っていなければどのような飲み物でもOKです。

家庭用の浄水器やウォーターサーバーなどもあるので、自宅でいつでも美味しくて安全な水を飲めるようにしておくのもいいですね。

また、熱中症になってしまったとき用の飲料は、経口補水液が理想です。もし見つからなければ、急いで入手するとともに、つなぎとして水やスポーツ飲料を飲むようにしてください。できれば経口補水液を2～3本常備しておきたいものです。

❺熱中症計

室内の環境を快適な状態に保つうえで大切なのが、熱中症計です。

熱中症計とは、熱中症の危険指数である温度や湿度、赤外線の強さなどを簡易的に測定できるものです。熱中症のリスクが高まるとアラームが鳴るようになっていて、室温が高くなりすぎたり、湿度が上がりすぎたときに気づきやすくなります。数千円程度で購入できるので、高齢者世帯へのプレゼントにもおすすめです。外の気温が同じでも室内の環境は部屋によって異なるので、天気予報と合わせて熱中症計もチェックしておきましょう。

寝室はもちろん、学校やスポーツの場でも、熱中症計は常備しておくべきです。

38 ウェアラブルデバイスによる熱中症予防

熱中症のリスクを早期に発見できる、ウェアラブルデバイスが市販されています。

私たちが普段使用している体温計では、脇の下や口の中など体の表面の体温しか計測できません。したがって、熱中症の重症度を判定する際に体温を参考にすることは少なく、症状から重症度を判定します。

しかし、熱中症は、深部体温の上昇が起点となります。本来ならば、大血管や心臓などの体の深部の体温が計測できれば、熱中症の判定が容易にできるのです。それを、体表面から深部体温を推定する技術を応用したウェアラブルデバイスが可能としてくれました。

その製品が、熱中対策ウォッチ カナリア Plus です。

深部体温の推定原理

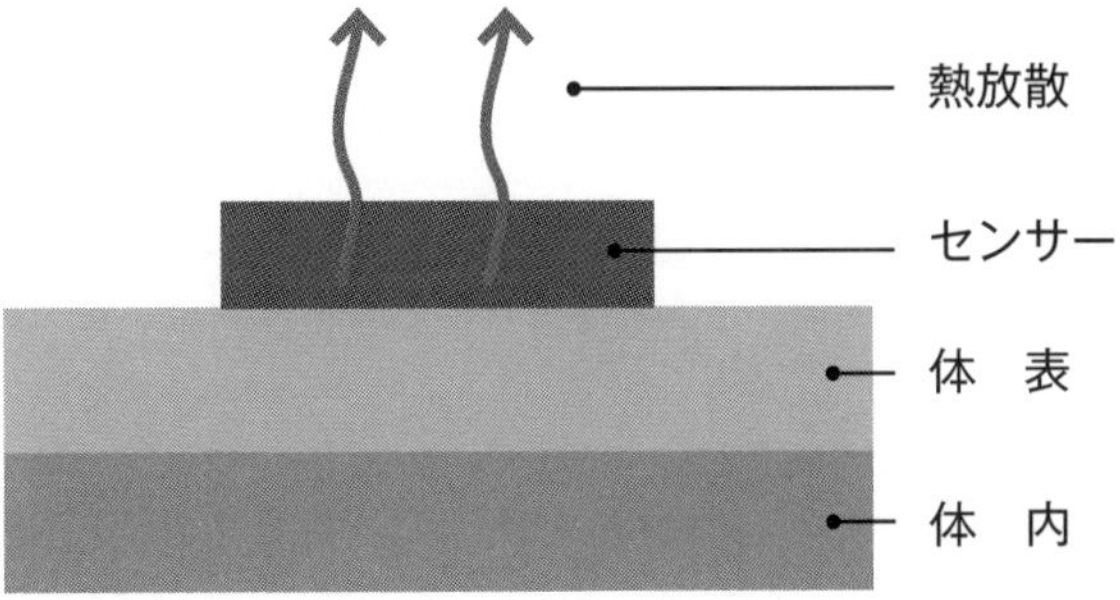

熱中対策ウォッチ カナリアPlus™の特徴

旧モデルからユーザーの声を元にアップデート

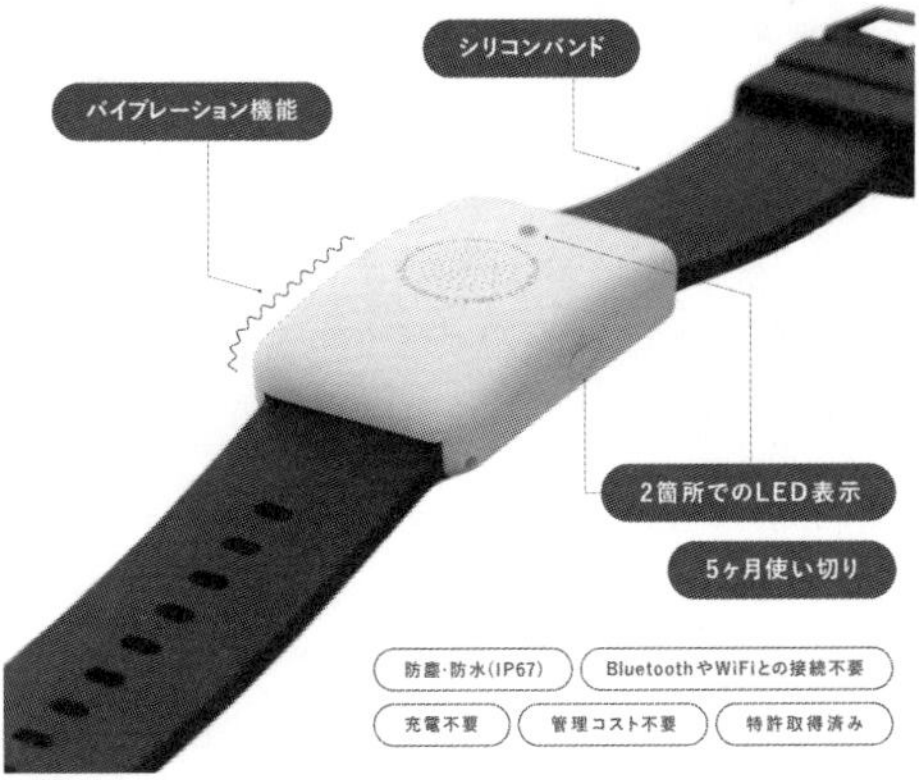

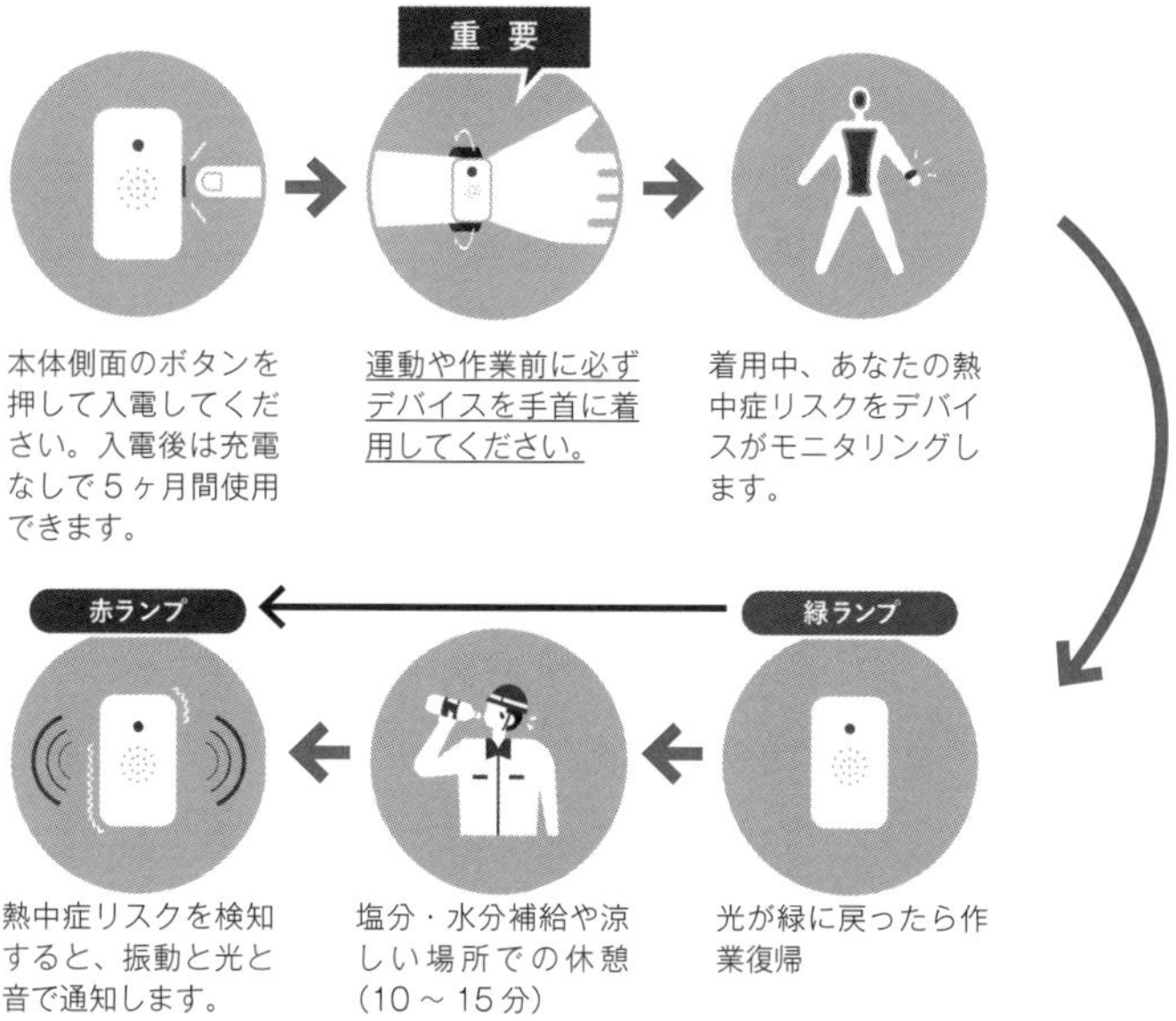
重要
本体側面のボタンを押して入電してください。入電後は充電なしで５ヶ月間使用できます。
運動や作業前に必ずデバイスを手首に着用してください。
着用中、あなたの熱中症リスクをデバイスがモニタリングします。
緑ランプ
光が緑に戻ったら作業復帰
赤ランプ
塩分・水分補給や涼しい場所での休憩（10～15分）
熱中症リスクを検知すると、振動と光と音で通知します。

ウェアラブルデバイスを活用した熱中症対策

測定原理は、表面の温度や熱が体からどれだけ逃げているか（熱放散）という熱の移動から、深部体温を推定しています。

製品の特徴として、

- 電源ボタンを押し、手首に着用するだけでそのまま使用できる
- ワンシーズン使い切りで、充電する手間がない
- 防塵・防水性能は安心のＩＰ６７、夏のヘビーユースを想定した設計
- 体の熱の産出と放出を検知する独自の技術「熱ごもりセンサー®」を搭載

【特許番号】特許第６７５５０３４号

・環境省との事業やフランスでの大規模な実証実験により製品の効果検証済み

・２０００社の企業で利用され、暑熱対策に効果を上げている

などが挙げられます。

このデバイスは、医療機器ではなく、あくまでも深部体温の上昇（熱ごもり）を検知しお知らせする装置です。

しかし、熱中症のリスクを早期に検知して、作業を止めたり、体を冷やしたり、水分補給を促す等、熱中症の発症および重篤化を防ぐには、とてもよいデバイスであると思われます。

私たち医師の目から見ても、深部体温の推定を容易にできるということは、熱中症対策に欠かせない技術と考えます。

２０２４年３月の発売当初は法人向けですが、広く一般にも普及することを期待したいと思います。

39

食事はタンパク質とビタミン摂取を強化

食事の内容で心がけることは、タンパク質とビタミン摂取、水分補給です。筋肉を維持するために、普段からタンパク質をとっておくことが理想的で、夏前にはタンパク質の摂取を強化しましょう。

私たちの体では、筋肉は運動のたびに一度壊れて新しい筋肉が合成されることで、筋肉量が維持されています。

筋肉を合成するときに、絶対に必要な栄養素が、タンパク質の材料であるアミノ酸です。アミノ酸のなかでも、分枝鎖アミノ酸と呼ばれる種類のものがとくに重要で、な

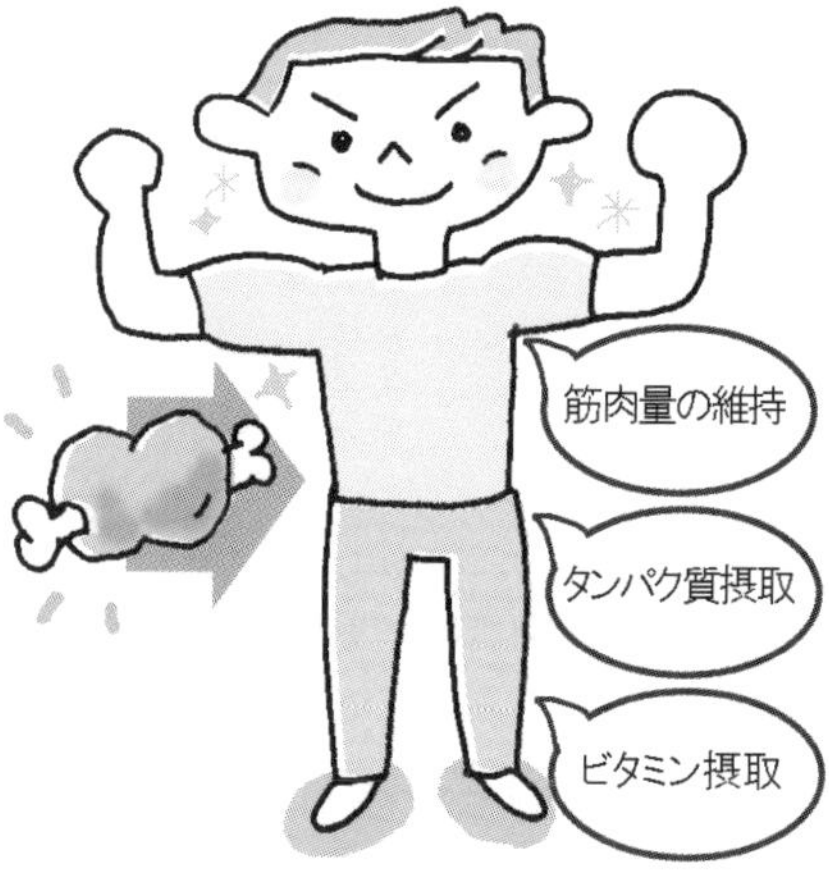

かでもロイシンというアミノ酸が筋肉の合成を促してくれます。お肉やお魚のタンパク質には、ロイシンが豊富に含まれています。

1日にとるタンパク質の量としては体重×1gが適当でしょう（体重60kgの場合、60g）。この量は、通常の食事に含まれるタンパク質量よりも少し多めです。意識してタンパク質をとる必要があります。1食でまとめてタンパク質をたくさんとっても、体にはうまく吸収されないので、3食に分けてとるようにしましょう。

タンパク質に加えて、ビタミンCも熱中症対策に効果的です。

ビタミンCには、暑熱順化を促してくれる役割があります。レモンをはじめ、ビタミンCを豊富に含む食材を使った食事を心がけるといいですね。

緑黄色野菜や豚肉に多く含まれるビタミンB_1は、熱中症の症状を緩和させるうえで役立ちます。ビタミンB_1は暑さによる疲労感をやわらげ、食事から摂取した糖質を体の中で燃やしてエネルギーに換える際の効率も上げてくれます。

次ページの表に、時期に応じた食生活からの熱中症対策を示します。

時期に応じた食生活からの熱中症対策

対策時期	食生活の注意事項	強化するポイント	摂取するとよい栄養素
暑くない時期から（長期的予防策）	規則正しい食生活 偏りのない食事 十分な休息	筋肉量の増加 膠質浸透圧の増加	タンパク質（アミノ酸）
		暑熱環境への順応を促進	ビタミンC
暑くなってから（短期的予防策）		暑熱環境で失われた水・電解質・ビタミン	水 ナトリウムウ カリウム カルシウム マグネシウム ビタミンB群
		抗酸化作用	ビタミンC、E βカロテン
熱中症になってから（治療）	固形物は慎重にタンパク質は避ける	水・電解質	水
	迅速に経口補水療法を実施する	汗から失われた電解質	ナトリウム カリウム

40

食事からの水分補給を意識する

夏前の食事では、栄養素に加えて食事からの水分補給も意識してみてください。

水分補給と聞くと、水やお茶などの飲み物をイメージする人が多いのではないでしょうか。食事からの水分補給を意識することはあまりありません。

しかし実は、私たちは1日に必要な水分の多くを、食事から補っています。

1日2000kcalの食事をとる場合、食事から摂取できる水分量は約1ℓです。

食べ物に含まれる具体的な水分量を次ページにまとめたので、料理をする際の参考にしてください。

また、たとえばカレーライスを食べたときにどれくらい水分補給になるかも示します。

主な食品１食中の水分含有量（mℓ）

主食	
ご飯	90
パン（サンドイッチを含む）	20
麺類・お粥・雑炊	200
丼物・寿司・炒飯・混ぜご飯	150

主菜（メインのおかず）	
焼き物、なま物、炒め物	50
煮物、蒸し物	120
揚げ物	100

副菜（主菜以外のおかず）	
お浸し・和え物・酢の物	50
サラダ・ゆで物・なま物	50
焼き物・揚げ物・炒め物	50
煮物・蒸し物	60
漬物	15
汁物（味噌汁、スープなど。シチューを含む）	180

デザート	
果物（ミカン、リンゴ、イチゴ、バナナなど）	50
キウイ	80
スイカ	130
プリン・ゼリー・ヨーグルト（アイスクリーム・シャーベットを含む）	70
お菓子（饅頭、団子、ケーキなど）	20

さまざまな食べ物のなかでもとくに水分を多く含むのが、新鮮な夏野菜や果物で、なんと全体の90％以上が水分なのです。

とくに果物には、水分や糖分のほかに、ビタミンやミネラルなど、毎日の食事で不足しがちな栄養素が豊富に含まれています。

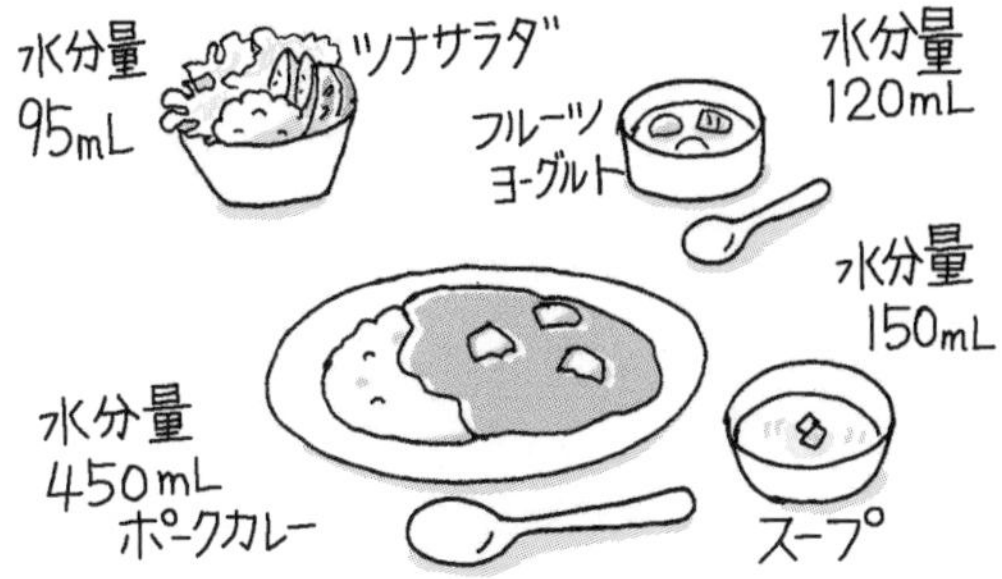
水分量
95mL
ツナサラダ
水分量
120mL
フルーツ
ヨーグルト
水分量
150mL
水分量
450mL
ポークカレー
スープ

このメニューの総水分量は815mLにも！

たとえばキウイは、熱中症対策としてとりたい栄養素の代表格であるビタミンCを豊富に含んでいます。

暑さに慣れていないときほど熱中症になる危険性が高いといわれていますが、ビタミンCは摂取することでカラダの暑さへの順応が早くなることが研究で示されています。そして抗酸化作用を持つビタミンCは、暑さのせいで体内に増える有害な活性酸素を抑える働きもあり、免疫力を高めます。

また、夏は汗とともにカリウム、マグネシウム、カルシウムなどのミネラルが体内から失われ、ミネラルが不足すると、熱中症の症状が出やすくなる原因にもなります。ビタミンCのほかにもカリウム、マグネシウム、カルシウムを豊富にバランスよく含むキウイは、ミネラル不足を補う食品としても最適です。このほか、

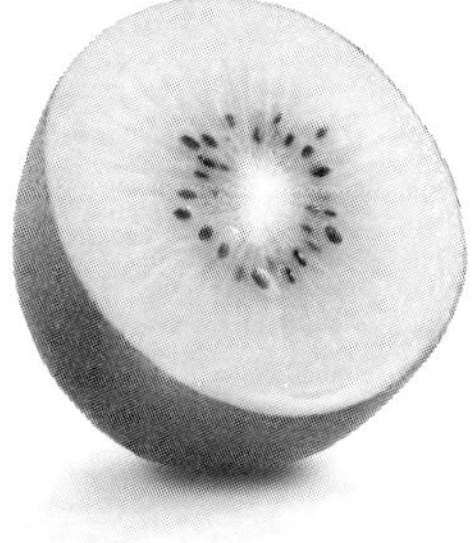

熱中症対策にキウイは最強の果物

不足すると疲労物質が蓄積するなど熱中症になりやすくなるビタミンB群8種のうち、キウイはビタミンB_1、B_2、B_6、ナイアシン、パントテン酸、葉酸の6種を含んでいます。

なお、果物を水分補給の目的で食べたい場合は、工夫が必要です。

たとえば、食後やおやつ、外出先、スポーツをするとき、寝る前、起きてすぐなどのタイミングで、1個程度食べるのがおすすめです。

また、魚介類や栄養ドリンクでとれるタウリンは、体のさまざまな機能を調節する働きがわかってきています。

近年、深部体温を下げる働きがあることが研究結果からわかり、熱中症対策として今後に着目されるでしょう。

主なゼリータイプの飲料

製品名等	発売元	特徴
のみや水（レモン味、リンゴ味）	キッセイ薬品工業（株）	離水が少ない
クリニコ（アクトウォーター、レモン＋乳酸菌味）	森永乳業クリニコ（株）	病院や介護施設の病者用
アクアサポートゼリー	（株）明治	ドラッグストアで販売
アクアソリタゼリー	味の素（株）	
OS-1 ゼリー	（株）大塚製薬工場	

あまり食事を食べられない病気療養中の人や高齢者におすすめなのは、水分補給ゼリーです。食事よりも手軽に水分補給ができます。

飲み込む力が低下している人は、飲み物を飲んだときにむせてしまいやすいものです。ゼリータイプになっていることで、液体が気管に入ってむせてしまうのを防げます。

水分補給ゼリーは、病気の人や高齢者だけでなく、健康な人の脱水症予防にも役立ちます。ペットボトルの飲み物よりも持ち運びがしやすく、少しずつゆっくり水分補給をするのにも最適です。

各社からそれぞれ特徴的な水分補給ゼリーが販売されているので、好みのものを見つけてください。

41 いのちを守るお出かけ7つ道具

暑さが本格化する真夏には、暑さからできる限り逃げて涼しい環境で過ごすのが熱中症対策の基本です。

そうはいっても、日々の生活で外出することもあるでしょう。

真夏の外出時に持っておきたいのが「いのちを守るお出かけ7つ道具」です。

具体的には、以下のアイテムを用意しておいてください。

❶日傘、❷帽子、❸汗拭き、❹飲み物、❺経口補水パウダー、❻扇子、❼首冷却アイテム

❶日傘

日傘は女性が使っているイメージが強いかもしれませんが、暑さが厳しくなってきた今では、男性も日傘を持つことをおすすめします。

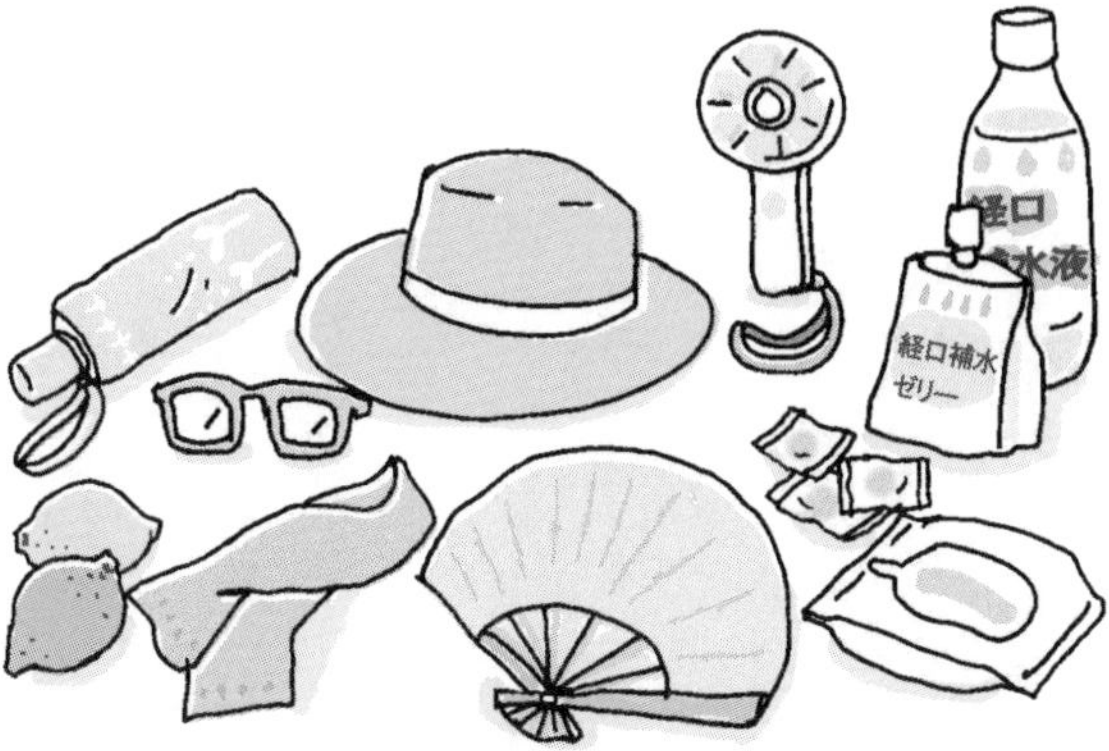

いのちを守るお出かけ７つ道具

直射日光を避けて日陰をつくることで、熱中症予防に役立ちます。

❷帽子

直射日光を避けるうえでは、日傘だけでなく帽子もおすすめです。

つばが広めで、首元に陰ができるくらいのものを選ぶとよいでしょう。

❸汗拭き

汗をかいたときは早めに拭き取ったほうがよいので、タオルやハンカチなども用意しておいてください。

「汗を拭き取ってしまったら、体温調節ができなくなるのではないか」と不安に思う人もいるかもしれませんが、心配する必要はありません。汗は全身でかいています。拭き取ったように見えていても、目に見えない細かい汗が肌の表面には残っています。

また、体の熱は汗が蒸発するときに一緒に奪われていくものなので、汗を拭き取らずに流れている状態では、熱も外に逃げられません。

汗拭きは、タオルやハンカチに加えて、スーッとするような汗拭きシートも持っておくと、より快適に過ごせるのでおすすめです。

❹飲み物

熱中症予防のために持ち歩く飲み物は、糖分を含まない水やお茶などがよいでしょう。

必ずしも冷たい飲み物である必要はなく、普段から飲み慣れている、量をたくさん飲んでも飽きない飲み物でかまいません。

夏場は汗をかくので、6オンス8回法を基本として500㎖程度、多めに水分補給ができると理想です。

株式会社大塚製薬工場が運営しているOS－1の公式LINEには、自分がどれくらい汗をかいているかを予測できるサービスがあります（私が監修をしたものです）。より正確な水分量を知りたい人は試してみてください。

❺経口補水パウダー

万が一熱中症になってしまったときのために、経口補水液やスポーツ飲料も持っておくと安心ですね。

ただし、普段から水と経口補水液をセットで持ち歩くのは、荷物が増えて重くなってしまいます。そんなときに便利なのが、経口補水液やスポーツ飲料などのパウダーやゼリーです。コンパクトで軽く、パウダーは水に溶かすだけで簡単にドリンクへと早変わりします。

経口補水液のパウダーは、ＷＥＢ販売以外では入

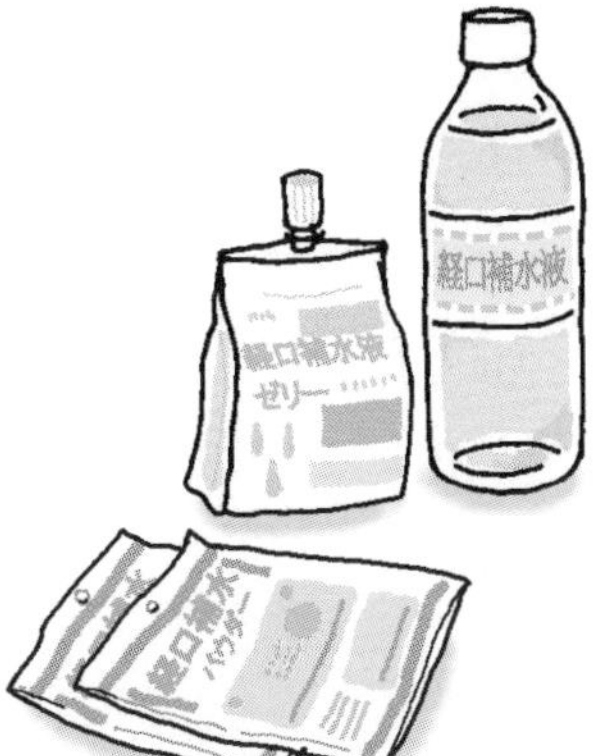

手しにくいので、事前に購入してカバンに入れておくとよいでしょう。熱中症になってしまったときや運動するときに飲む経口補水液やスポーツ飲料は、薄めずに飲むのが基本なので、パウダーを溶かす際は説明書に書いてある通りの分量で溶かしてください。

なお、さらに荷物を軽くする裏技としては、塩飴や梅干しを持ち歩く方法があります。

日常生活では食事で塩分をとりすぎているくらいなので必要ありませんが、熱中症になったときには役立ちます。

熱中症になったときは、汗で水分と塩分が両方失われているので、セットで補給することが大切です。

塩飴や梅干しと水で熱中症の対処をする場合は、塩飴または梅干し1つに対してコップ1杯くらいの水を一緒に飲んでください。

塩飴だけを食べるのは、塩分が小腸に到達するのに長時間かかり、到達しても血液中の塩分濃度が上がりすぎてしまって逆に危険なので、要注意です。

❻扇子

扇子は、体を冷やすために役立つアイテムです。

最近は首にかけて持ち運べる扇風機もあるので、扇子の代わりにポータブルの扇風機を用意しておくのもよいですね。

❼首冷却アイテム

首を冷却するアイテムも扇子同様、体を冷やすのに効果的です。太い血管が通っているところを冷やすと、効率よく体温を下げられます。

おでこは気持ちがいいものの、体温を下げる目的ではあまり効果的ではありません。服を脱がずに簡単に冷やせる首元に、冷たいタオルや冷却アイテムを使うとよいでしょう。

洋服の下にはなりますが、脇の下や足の付け根にも太い血管が通っています。万が一熱中症になってしまったときは、首元に加えて脇や足の付け根も冷やしてあげるとよいでしょう。

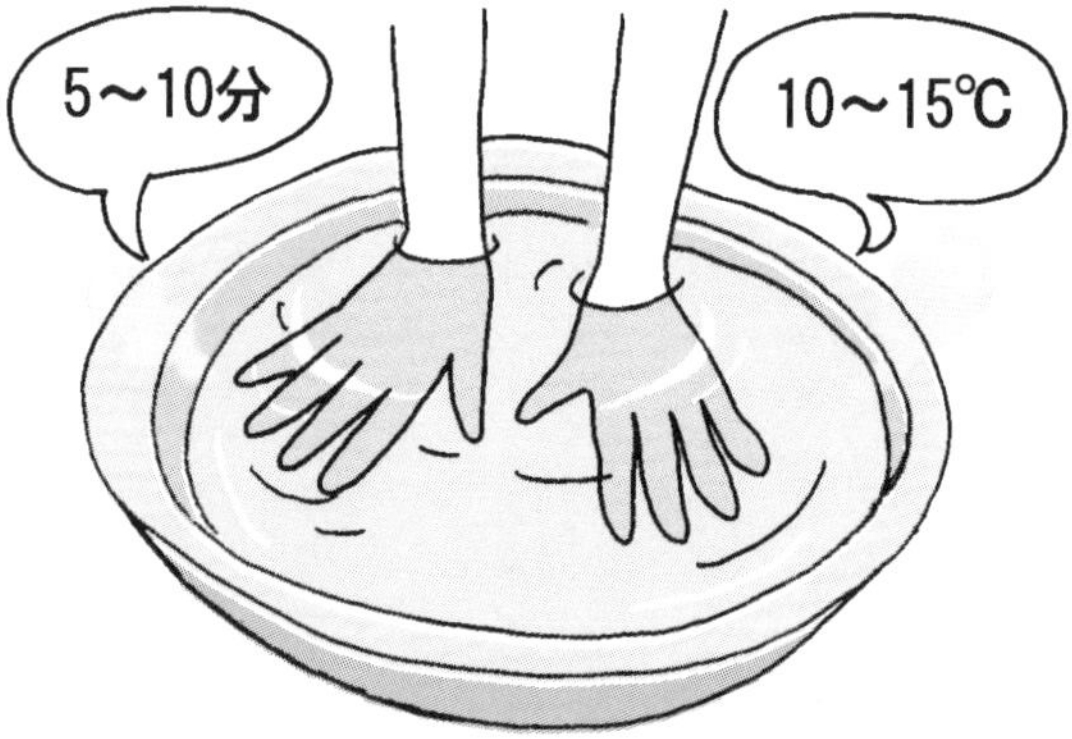

手のひら冷却法

ちなみに最近では、手のひらを冷やすことも体温を下げるのにつながるといわれています。

手のひらには太い血管は通っていないものの、細い血管がたくさん通っています。

細い血管は、冷やしすぎると収縮して熱が逃げにくくなってしまうので、水道水を少しぬるくした15℃程度の水で冷やすのがおすすめです。

手を洗う際に少し長めに水をかけるだけでも、体温を下げるのに役立ちます。

42

真夏の夜のエアコン温度は？

本格的な夏を迎えると，夜でも蒸し暑く，寝苦しく感じる日もありますね。

真夏でもぐっすり眠るためには，寝室の環境を快適な状態に整えておくことが大切です。

質のよい睡眠をとることは，日中に受けた暑さによるダメージからの回復を促し，翌日以降の熱中症を予防することにもつながります。

最近では，夜間に起きる熱中症が増加しています。

その多くの原因が，エアコンをつけていなかったことによるものです。

寝室の環境を快適にするために，寝る30分前からエアコンをつけておきましょう。

サーキュレーターや扇風機を併用して部屋の空気を循環させることで、より効率よく冷やせます。夜中にエアコンが切れてしまうタイマーはNGです。朝までつけっぱなしにしておいてください。

設定温度は、涼しく感じる温度に設定して、複数人で寝る場合は一番暑がりな人に合わせましょう。寒く感じる人は布団やパジャマなどで調節して、全員が心地よく寝られる環境を整えておくとよいでしょう。

なお、エアコンの設定温度が必ずしも部屋の温度と同じとは限りません。家の環境によってエアコンの効き方は異なるので、温度計や熱中症計を利用して実際に部屋の温度を測定するのがおすすめです。

部屋の温度や湿度だけでなく、寝具やパジャマを夏に適したものにすることも大切です。風通しがよく、かつ速乾性の素材を使ったシーツやパジャマを用意しておきましょう。

枕元には水やお茶を用意しておき、夜中に目が覚めたときにも水分補給ができるようにしておくことをおすすめします。

年間を通して睡眠の質は重要ですが、暑さ負債がたまりやすい夏場は、今まで以上に睡眠を大切にしましょう。

寝室の環境を整えるほかに、睡眠の質に関わるのは、アルコールや食事、入浴などです。

アルコールは利尿作用があって、夜中にトイレに行きたくなったり、睡眠が浅くなったりする原因になります。過度な摂取や寝る直前の飲酒は避けてください。

人によってアルコールの適量は異なりますが、一般的にはアルコール換算で20gまでが適量といわれています。具体的には、ビールであれば500㎖を1本までです。

43

寝る前の水分補給はどうする？

アルコールを飲まなくても、寝る前に水分補給をすることでトイレが近くなってしまうのが不安な人もいるでしょう。

加齢とともに夜中のトイレは増えるので、高齢者ほど寝る前の水分補給は控える人が多いかもしれません。

しかし、まったく水分補給をせずに寝るのはおすすめできません。

寝ている間も汗や皮膚、呼吸などから水分が体の外に出ていくので、脱水症になってしまう可能性があるからです。

寝ている間の脱水症は、熱中症を引き起こすだけでなく、脳梗塞や心筋梗塞などの病気につながってしまうおそれもあります。

水分補給の仕方を工夫することで、お腹への負担や夜中のトイレを心配することなく脱水症を予防できます。

寝る前に水分補給をする際のポイントは8つあります。

❶寝る前の水分補給は150㎖程度の少量にする
❷一気に飲まず、5分ほどかけて飲む
❸水分は常温か、やや温かいものを飲む
❹水分の種類は白湯かカフェインの含まれていない麦茶などにする
❺可能であれば、夜中に目が覚めたときに再度水分補給をする
❻起きてすぐにも、寝る前と同様の水分補給をする
❼トイレが近くなる場合は、寝る前に飲む量を150➡100➡50㎖と減らす
❽50㎖でもトイレが近くなるようであれば、泌尿器科を受診する

8つのポイントに留意して、寝ている間の熱中症を予防しましょう。

44

質のよい睡眠のための食事とお風呂

食事については、寝る2時間以上前に済ませておくことをおすすめします。食事が終わって胃の中から食べ物がなくなるのに、約2時間かかるからです。寝る直前に食事をすると、寝ている間も胃腸が働いている状態になり、体が十分に休まりません。満腹感が気になって眠りにくくなることもあるでしょう。消化が完了するには4〜5時間かかるので、胃腸を完全に休めるためには寝る5時間ほど前に食事を終わらせるのが理想ですが、それはあまり現実的ではないですよね。せめて寝る2時間前には食事を終わらせて、胃の中を空にした状態で床につくようにしましょう。

お風呂は、夏場はシャワーで済ませる人も多いかもしれません。ただ、睡眠の

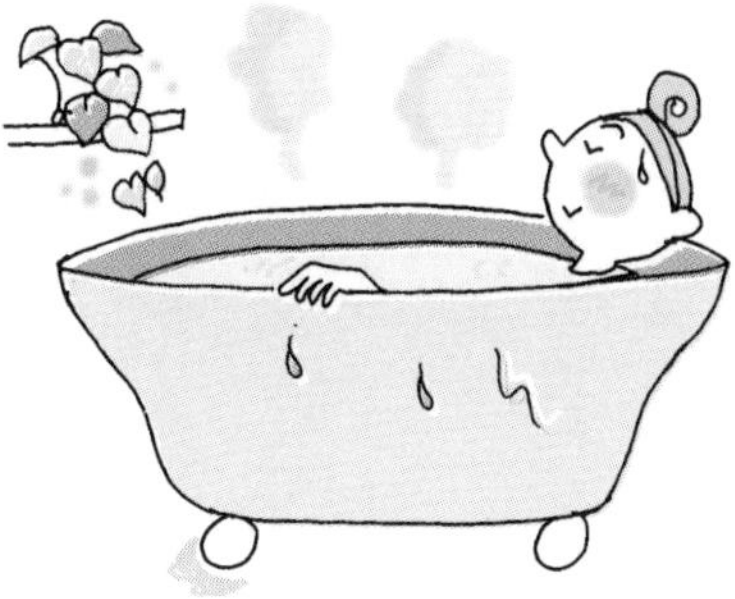

質を上げるためには、ぬるめのお風呂に浸かるのがおすすめです。

お風呂につかったほうがいい理由は2つあります。

1つ目は、血行が改善されることです。体を温めることで全身の血管が広がって血行がよくなり、筋肉や神経に酸素や栄養が供給されるだけでなく、疲れのもととなる乳酸を排出してくれるので、疲労感が軽減されます。昔から頭寒足熱といわれるように、頭を温めないで足を温めることは良眠の秘訣です。

2つ目は、自律神経の働きを活性化させてくれることです。自律神経の働きが改善することで、深いノンREM睡眠状態が得られます。10分ほど湯船に浸かるだけで、睡眠の質は確実にアップします。

前述の仙骨マッサージも効果的です。

45

夏は朝ごはんがとくに重要

真夏の食事で重要なのは、まず朝ごはんをしっかりと食べることです。3食食べることは年間を通して大事ですが、夏はとくに朝ごはんを食べることが大切になってきます。

朝ごはんの役割は大きく3つあり、朝の水分補給と自律神経の活性化、暑いところに出る体力をつけることです。

私たちの体で活動を支えてくれるステロイドホルモンが分泌される時間が、午前10～11時といわれています。

体が最も活動的になる午前10時ごろに備えて、朝ごはんで栄養と水分が十分体に補給されている状態が理想的です。

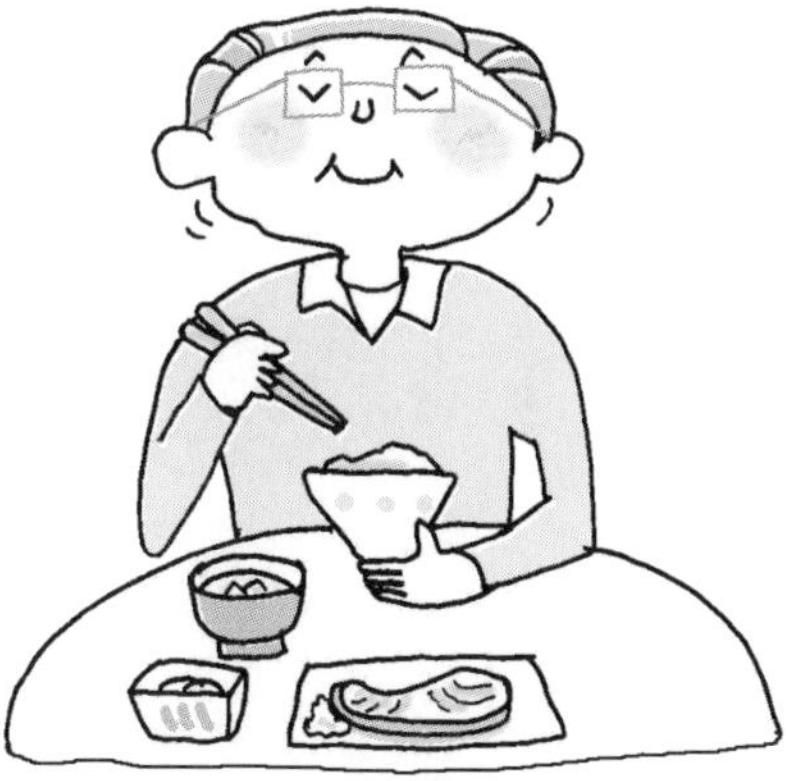

バランスのとれた朝ごはんで栄養と水分を補給して胃腸を動かすことで、自律神経を活性化させましょう。

朝ごはんが食べられなかった場合は、普段の水分補給に加えて、500㎖ほど追加して水分補給することが必要です。

食事では塩分も一緒にとっているので、追加の水分補給は、水やお茶よりも塩分を含んだスポーツ飲料がおすすめです。

子どもは水分を失いやすく、高齢者は食事量が減りやすいので、とくに意識して朝ごはんを食べるようにしてください。

夏を迎える前の食事ではタンパク質やビタミンCが大切とお伝えしましたが、夏本番になってからは、タンパク質よりも水分とミネラルを意識するとよいでしょう。

ミネラルのなかでも、カリウムは尿を出しやすくする作用があるので、体温を下げることにつながります。

水分やミネラルは、果物やトマト、きゅうり、カボチャなどの夏野菜に多く含まれています。

旬の食材を使った料理は、美味しくて栄養が豊富なだけでなく、熱中症予防にも役立つのです。

ビタミンについては、暑熱順化を促すビタミンCに加えて、疲労回復に役立つビタミンBも意識してみてください。

ビタミンBを多く含む食材で身近なものは、豚肉です。

水分とミネラル、ビタミンBをまとめてとれるメニューとして、夏野菜カレー

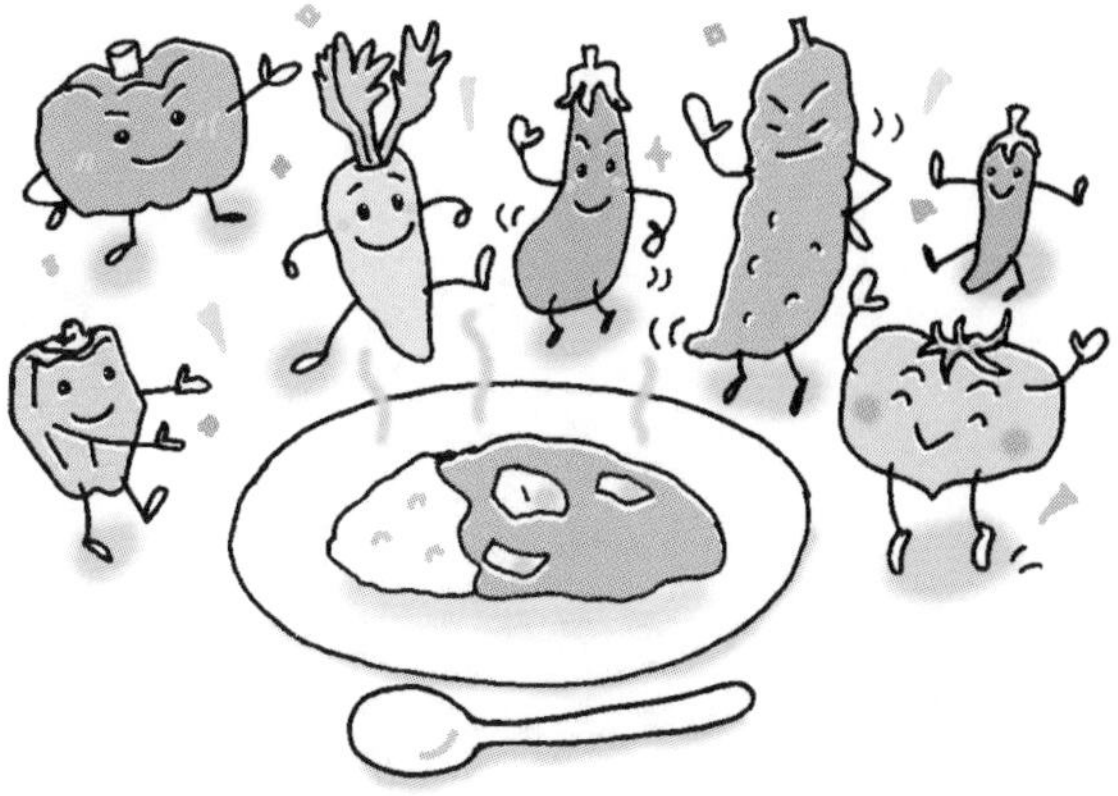

などが手軽でよいと思います。

暑さで食欲が落ちてしまいがちな夏ですが、食事は質だけでなく十分な量を食べることも大切です。

まずは3食バランスよく食べることを心がけましょう。

46 保護者必見！子どもたちを熱中症から守る方法

子どもたちは、大人よりも地面に近い場所で活動しているので、外で遊んでいるときに熱中症になりやすいのが特徴です。外遊びをするときに、保護者をはじめとする周りの大人が注意してほしいことを、チェックリストにまとめました。遊びに行く当日は、体調を万全の状態に整え、こまめな水分補給や休憩で熱中症を予防しましょう。また、万が一熱中症になったときにすぐ気づけるよう、子どもたちの体調変化にも気を配っておくことが大切です。

脱水症のサインには、頭痛や吐き気などさまざまなものがありますが、子どもたちは腹痛や食欲の低下など、お腹の症状が出やすい傾向にあります。

外で遊んでいるときや家に帰ってから24時間以内にお腹の不調が現れた際は、熱中症を疑ってください。

まずは、涼しい場所で体を休ませながら水分、できれば経口補水液を飲ませ、回復しなければ病院を受診してください。

子どもを熱中症から守るために
大人がすべきことのリスト

- □ 天気予報で熱中症注意報をチェックする
- □ 運動会やプールなどの予定がある前日は早く寝て自律神経をリセットする
- □ 当日の朝は朝食をしっかり食べる
- □ いのちを守るお出かけ７つ道具を持っていく（日傘、帽子、汗拭き、飲み物、扇子、首冷却アイテム、経口補水パウダー）
- □ 日陰やエアコンが効いた室内など、暑さをしのげる場所をチェックしておく
- □ 熱中症の兆候がないかをこまめにチェックする（時差熱中症にも注意）
- □ こまめに水分補給をする
- □ 体調が悪くなったらすぐに休むよう子どもたちに伝えておく
- □ お昼休憩は、エアコンの効いた部屋で過ごせるようにする

47 介護者必見！高齢者を熱中症から守る方法

高齢者の熱中症は、子どもたちと異なり、家の中で起こりやすいのが特徴です。

年齢を重ねることで、暑さや喉の渇きを感じるセンサーが鈍ってしまうからです。

「エアコンを使うと電気代がかかるから」とエアコンをつけずに寝た結果、夜中に熱中症になってしまう高齢者は少なくありません。


私が勤務する病院に搬送された高齢者のお話です。

ある年の8月に搬送されてきた80代の女性は、ひざが悪く夜中にトイレに行きたくないので、寝る前の水分補給は避ける習慣がありました。

エアコンも嫌いで、同居中の息子さんに言われて仕方なくタイマーをかけて寝ていたそうです。

しかし、3時間のタイマーが切れてからは、室温が32℃まで上がってしまいました。

普段起きる時間を30分過ぎても起きてこないので、息子さんが心配して寝室に行くと、女性はぐったりした状態で布団にいました。

結果はⅡ度の熱中症で、1500㎖の点滴をして意識は改善しました。

しかし食事がとれなかったので、一晩入院となりました。


高齢者の方に理解してほしいのは、体のセンサーが鈍っているだけで実際には熱中症の危険性が高い気温や室温であること、そして、喉の渇きを感じなくても体は水分不足になっていることです。

熱中症計を部屋に設置して、部屋の温度を数字で知るところから始めましょう。

「熱中症計の暑さ指数が21℃未満になるように部屋の温度や湿度を保つ」など、

家族でルールを決めておくのもよいかもしれません。

❶高齢者の水分補給

水分補給については、薬と同じように時間を決めて飲むようにするのがおすすめです。

普段の水分補給では、飲み物は水でなくても好きな飲み物でかまいません。糖分が入った飲み物やアルコールなどは避け、お茶やコーヒーなど飲みやすいものを選びましょう。カフェインが入っていても水分補給になります。

温度も、必ずしも冷たい飲み物である必要はないので、ある程度の量を飲んでも負担にならない種類や温度の飲み物を選んでください。

水分補給は6オンス8回法が基本ですが、食事を3食しっかりと食べられているようであれば、1回あたりの量は180mℓより少なくても問題ありません。

❷寝る前の水分補給

高齢者の中には、「夜中にトイレに起きてしまうから、寝る前に水分補給をするのは嫌」という方もいることでしょう。

しかし、寝ている間にも汗をかくので、体の水分は減ってしまいます。コップ1杯の水分を寝る前に飲むことでトイレが近くなってしまうようであれば、コップ半分など水分量を減らしてもかまいません。

カフェインが入った飲み物を寝る前に飲むとトイレが近くなるので、寝る前だけはカフェイン入りの飲み物は避けたほうがよいでしょう。

どうしても水分をとることに抵抗がある場合は、水分を多く含む果物を食べるのもおすすめです。

食べすぎには注意して、いちご1粒やキウイひとかけらなどの量にとどめておきましょう。

もし夜中にトイレに起きた場合は、起きたタイミングで一口だけ水分をとるようにしてください。枕元にペットボトルを置いておけば、すぐに水分補給ができます。

❸高齢者に起こりやすい熱中症のサイン

万が一熱中症になってしまったときにすぐ対処できるよう、高齢者に起こりやすい熱中症のサインも紹介します。

子どもはお腹の症状が出やすいのが特徴でしたが、高齢者の場合ははっきりとした症状が出にくいのが特徴です。疲れてぐったりとしている、体の痛みがある、食欲がないなどの症状が現れます。

何かいつもと様子が違うと感じたら、涼しい部屋で休ませながら経口補水液を飲ませましょう。

もしペットボトルから飲む際に口からこぼれてしまうようであれば、すぐに病院を受診してください。

48 シチュエーション別熱中症予防策

ＰａｒｔⅡの最後に、熱中症予防策をシチュエーション別にまとめてみました。チェックリストを載せておきますので、シーンごとに満たしているかどうかチェックして使ってください。

❶暑い日のお出かけ・買い物のときは

暑い日のお出かけや買い物は、炎天下を歩くようであれば、しっかりと熱中症対策をすることが大切です。日焼け止めは、紫外線対策にはなりますが、熱中症対策にはならないので、物理的に日光を避けることを意識してください。

自分の行動計画をシュミレーションして、暑さをしのげる場所をあらかじめ頭に入れておきましょう。お出かけするときの７つ道具も忘れずに。

❷お盆の帰省ドライブには

車の中は、エアコンが効いていても、熱中症のリスクが高い状態なので注意が必要です。窓から太陽の光が当たるので、車内は涼しくても外からの赤外線で体温が上がってしまうのです。座っている座席のところに汗をかくので、脱水症にも注意しましょう。

ドライブ計画の中に、休憩時間、休憩場所をしっかりと組み入れてください。駐車中の日よけ対策であるシェードや、可能なら地下駐車場に停められるような工夫もよいでしょう。

❸熱帯夜の就寝時は

熱帯夜で質のよい睡眠がとれないと、自律神経のバランスが乱れて暑さ負債がたまってしまいます。寝室の環境を快適な状態に整えましょう。

❹真夏のバーベキューのときは

真夏のバーベキューは、お酒を飲むことが多く脱水症になりやすいことと、日光を直接浴びる時間が長いことで、熱中症のリスクが上がっています。

以下のチェックリストを満たしたうえで、体調の変化に十分注意してバーベキューを楽しんでください。

❺真夏にスポーツ観戦をするときは

真夏のスポーツ観戦は、外の競技でとくに熱中症対策が重要です。炎天下で直接太陽の光を浴び、コンクリートや椅子から熱を受けるので、熱中症のリスクが高まります。途中でトイレに立つとよいシーンを見逃してしまうので、水分補給を控えたり、開放的になってアルコールを飲んだりするので、脱水症のリスクが高くなる傾向にあります。

❻真夏にフェス参戦をするときは

フェスの会場も、スポーツ観戦と同様に熱中症のリスクが高い状態です。外の会場は太陽の光を直接浴びるだけでなく、人が密集して熱がこもり、集まった人の汗で水蒸気が発生して、湿度も高い状態になっています。地面からの熱を受けたり、ジャンプして運動したりすることも熱中症のリスクを高くします。

暑い日のお出かけ・買い物	
□	いのちを守るお出かけ７つ道具を持っていく
□	途中で休憩できる涼しいスポット（カフェやショッピングモールなど）を把握しておく
□	こまめな水分補給をする
□	できるだけ日陰を歩く
□	底の薄いビーチサンダルなどは避けて、足の甲が隠れる靴を履く

お盆の帰省ドライブ	
□	日中の移動を避ける
□	首元などを冷やせる冷却グッズを持っていく
□	車に水分を積んでおく
□	ポータブルの扇風機や団扇など風を送れるものを用意する
□	こまめな休憩と水分補給をドライブの計画に入れておく

熱帯夜の就寝時	
□	エアコンはタイマーではなく連続でつける
□	夜の気温の変化を天気予報でチェックしておく
□	熱中症計のアラーム機能を活用する
□	水分を枕元に置いておく

真夏のバーベキュー	
□	お酒を飲む前に少しお腹を満たしておく
□	お酒以外の飲み物で水分補給をする
□	日陰や屋内など、涼しい環境で休憩できる場所を用意する
□	お酒だけでなく食事もきちんと食べる
□	時差熱中症に注意する
真夏のスポーツ観戦	
□	いのちを守るお出かけ 7 つ道具を持っていく
□	熱中症指数が高いときのお酒は控える
□	インターバルごとに選手と一緒に水分補給をする
真夏にフェス参戦	
□	いのちを守るお出かけ 7 つ道具を持っていく
□	前日に十分な睡眠をとる
□	朝ごはんをしっかり食べる

❼番外編：プロスポーツ界における熱中症対策

プロスポーツ界でも、熱中症対策が見直されています。

日中にスポーツをするのは危険なくらい気温が高い日が多くなってきた昨今、大会の時間を早朝に前倒しして行うといった対策がとられるようになりました。水分補給のための時間も設け、プレー中の脱水症を予防できるよう工夫されています。

万が一、選手が熱中症になってしまったときもすぐに対処できるよう、医務室には経口補水液や冷却グッズが用意されています。

Part III
治療

熱中症からいのちを守るスキル、教えます！

49 熱中症を疑ったら、まずやること

熱中症の可能性がある場合、まずは、自分たちで対処できるのか、あるいは病院に行ったほうがよいのかを判断する必要があります。

意識がはっきりしていて自力で水分補給ができる場合は、病院へ行かずにひとまず自分たちで対処しても問題はありません。

意識がもうろうとしていたり、ペットボトルのキャップが開けられなかったり、自力で水分補給ができなかったりした場合は、速やかに病院を受診してください。

熱中症に対して自分たちで対処する場合の大切なポイントは、以下の3つです。

❶暑さを避ける
❷体を冷やす
❸水分補給をする

❶暑さを避ける

暑いところにいて体調不良になった場合は、まず涼しいところに移動してから対処してください。

エアコンが効いた室内に移動できる場合は移動し、屋外の場合は風通しのよい日陰に移動しましょう。

❷体を冷やす

次に体を冷やします。

太い血管が通っているところを冷やすと、効率よく体温を下げられます。首元やわきの下、足の付け根などを冷やしてください。

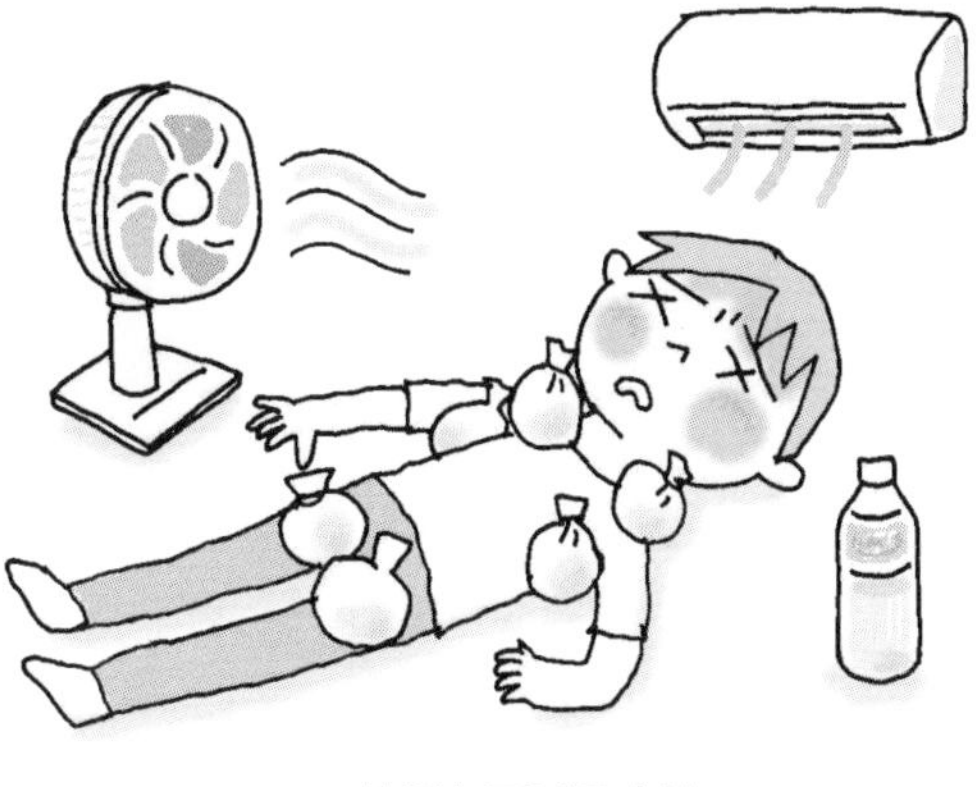

体温を下げる方法

熱中症による後遺症は脳神経障害が最も多いため、冷やすときは脳に近い首元を冷やすのがベストです。

おでこは冷やすと気持ちよく感じますが、体温を下げる効果はほとんどありません。

なお、体を冷やす際にやってはいけないのは、頭から直接水をかけることです。頭に水をかけても体を冷やす効果はないばかりか、誤って口に水が入った場合は誤嚥性肺炎などの危険性があるので、NGです。

❸水分補給※をする

（※ここでいう水分とは、水と塩分が主な成分の飲料を指します。）

熱中症になったときの水分補給は、経口補水液が最も適しています。

経口補水液は、水分が体の中に吸収されやすい配合になっていて、最も効率よく水分補給ができるからです。

熱中症のときに水と同時に失われる塩分も補給できます。

経口補水液を飲むかどうか迷う人がいるかもしれませんが、暑さで少しでも体調不良を感じた場合は、迷わず飲んでかまいません。

糖尿病や高血圧の人も、ペットボトル1本分の500㎖であればとくに問題ありません。

経口補水液が手元にない場合は、ひとまず水やスポーツ飲料などで水分補給をしましょう。ただし、できる限り早く経口補水液を手に入れてください。

真水だけを飲み続けていると、水中毒になってしまう可能性があるからです。

水中毒は、1時間あたりに1ℓ以上の真水だけを飲んだ場合に引き起こされる可能性があります。

水中毒になると、ぼーっとしたり、頭痛、動

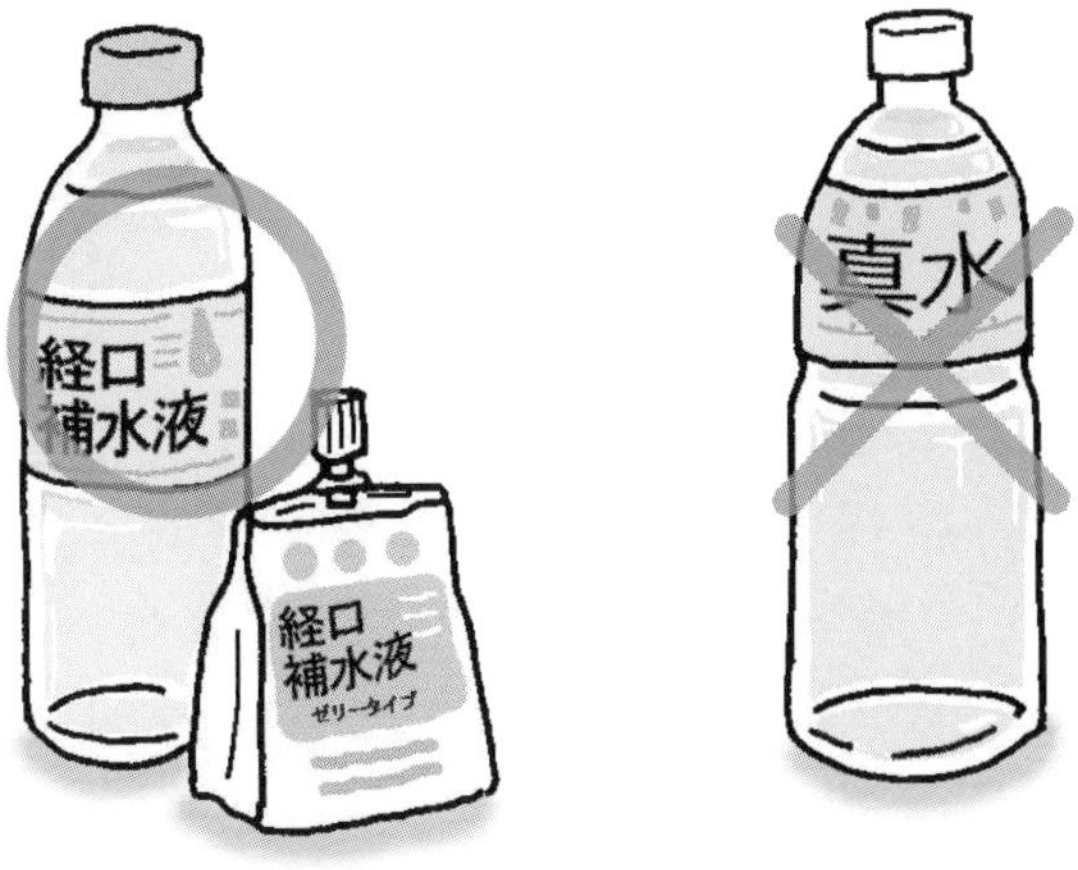

悸、脱力感などの症状が現れます。熱中症の初期症状と似ているので、注意が必要です。

私のところにも、水中毒で搬送された患者さんがいます。

30代の男性で、体育館でバトミントンの練習をしていました。9時半ごろから練習を始め、12時ごろから足がつり始めたそうです。

その後、手もつり始めたので練習を中断し、1000㎖の水を急いで飲みました。しかし症状が改善しないばかりか、意識がもうろうとし始めます。

結果は1度の熱中症と水中毒でした。

1000㎖の点滴と1000㎖の経口補水液を飲んで、体調は回復しました。

コラム２

「水中毒」に注意！
１時間に１ℓ以上の水を飲んではいけない

水中毒とは、もともとは精神疾患を有した患者が水を大量に（5～10ℓ程度）飲水することにより生じる「希釈性低ナトリウム血症」の症状のこと。

食事をとらずに水ばかり飲んでいると、体液が薄まって危険な状態になる。いわゆる水のみダイエットでも起きることがある。

体液が薄まると、塩分（ナトリウムイオン）濃度も薄まり、意識がもうろうとしたり、けいれんを起こしたりする水中毒と呼ばれる状態になる。重症化すると脳浮腫、肺水腫、心不全を起こし、死に至ることもある。

水分補給として真水ばかりを大量に（1時間に1ℓ以上）摂取することは避ける。

水中毒は、塩分が含まれた食事や飲料を摂取することで防ぐことができる。

また、水中毒の治療は、軽症ならば塩分を投与したり、経口補水液を摂取することでも改善される。

50 スポーツ飲料で対処するときは注意が必要

水分補給は最初の500㎖は水でもかまいませんが、水を飲んでいる間に経口補水液を購入しにいきましょう。

もしどうしても経口補水液が手に入らない場合は、水と一緒に、塩飴や塩分タブレットなどで、塩分も同時に補給してください。

経口補水液が手に入らず、スポーツ飲料で対処する場合は、種類に注意が必要です。

スポーツ飲料には、水分補給を目的としたもののほかに、エネルギー補給用やアミノ酸補給用などの商品があります。熱中症の水分補給では、アミノ酸補給用のスポーツ飲料は絶対にNGです。

アミノ酸には体温を上げる作用があり、とくに体温調節機能が麻痺している状態では、体温を上げる作用が出やすくなります。スポーツ飲料を飲むときは水分補給を目的とした商品を選んでください。

また、熱中症になってからスポーツ飲料を飲む際は、薄めずに原液で飲むのが基本です。

なお、牛乳もアミノ酸を多く含む飲み物になります。したがって、熱中症のときは、牛乳による水分補給はおすすめできません。

ちなみに、普段の水分補給においては、お風呂上がりに牛乳を飲むのは、アミノ酸による体温を上げる作用で、湯冷めを防ぐ効果があります。銭湯や温泉で牛乳を飲むシーンがよくあるのは、湯冷め予防にも効果的だからです。

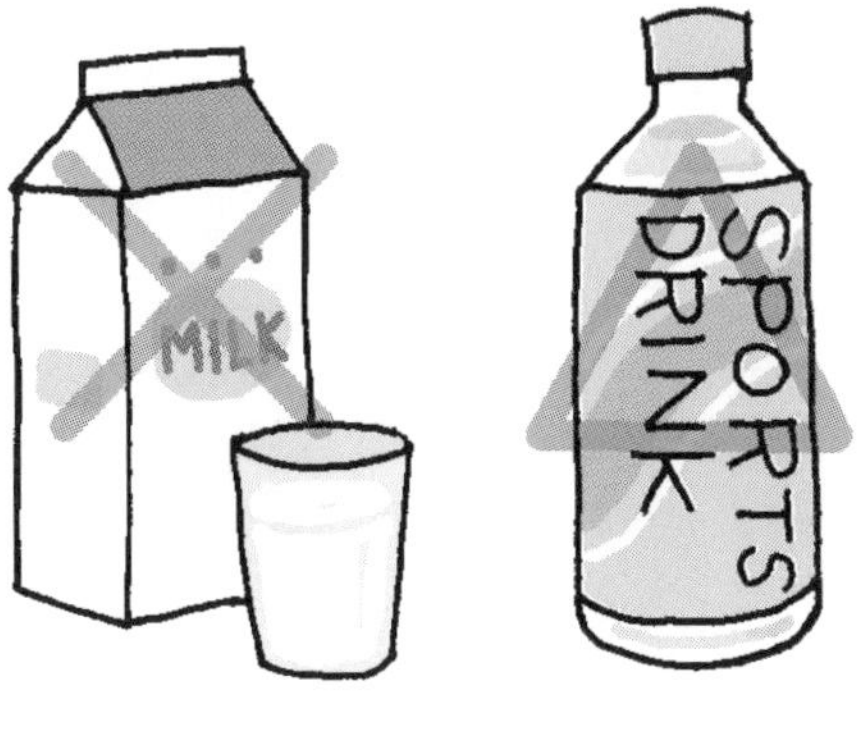

51

救急車を呼ぶか迷ったら＃7119

熱中症に対処し始めたときは意識がはっきりしており、水分補給も自力でできていても、経口補水液を1本飲んでも回復しなかったり、だんだんと体調が悪くなったりした場合は、病院を受診する必要があります。

自力で歩ける場合は救急車を呼ぶ必要はありませんが、呼吸が荒い、顔が青ざめているなどの状態であれば、すぐに救急車を呼んでください。

救急車を呼ぶか迷った場合は、＃7119に電話をして状況を説明しましょう。救急搬送するべき状態かを判断してくれます。

病院へ行く？
救急車を呼ぶ？
迷ったら…

#7119

緊急だと思ったら、ためらわずに119番通報を!!

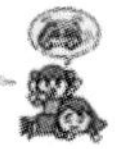

もし自分たちで治療をして体調が回復できても、体は暑さでダメージを受けた状態です。再び体調が悪くなる可能性も考えられるので、万が一に備えて誰かと連絡がとれる状態にしておきましょう。とくに、小さなお子さんは保護者の目の届く範囲にいるようにしてください。

熱中症のダメージは、軽度の場合でも24時間程度は残っているので、仕事や運動は再開せずに休んでください。

しっかりと休むことで、体調不良を長引かせずにすみますよ。

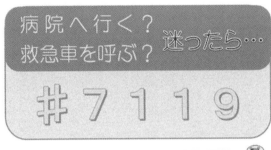

52

経口補水液の基礎知識❶
経口補水液とは

熱中症のときの脱水症状を素早く改善させる経口補水液

熱中症になってしまったら、異常高体温に対して体を冷やすのと同時に、脱水症に対してできるだけ早く水分補給します。

熱中症の治療の基本は、体を冷やすことと水分補給です。熱中症のときに飲むべき飲み物は、真水ではなく、塩分を含む飲み物です。

脱水症をすばやく改善させるためには、塩分の濃度が濃すぎても薄すぎてもいけません。多くの研究結果をもとに、水、塩分、糖分の3つの成分をほどよく調合した飲み物が、経口補水液です。医師が熱中症の治療をする際に参考とする、日本救急医学会の熱中症診療ガイドライン2015にも、経口補水液は、熱中症の治療に推奨される飲み物として記載されています。

経口補水液による熱中症の治療

経口補水療法とは、脱水症の改善と治療を目的として、不足している水や塩分を口から補給する治療方法です。軽度から中等度の脱水症に対して行われる治療法で、病院でなくても実践できます。

この経口補水療法を行う際に使われる飲み物が、経口補水液です。

こうやって、経口補水液は生まれた

経口補水液は、1970年代に開発途上国で考案された飲み物です。

当時、子どもたちにコレラ感染症が広まって、激しい下痢や嘔吐の結果、脱水症で命を失う子どもが続出しました。

しかし、開発途上国では医療設備が整っていないことから、脱水症に対する迅速な治療ができない状況でした。

そこで、母親たちが穀物や果物をいろいろ混ぜ合わせ、工夫を重ねた結果、最も脱水症に効果がある組成にたどりつきました。その飲み物が、経口補水液です。

その後、ユニセフとＷＨＯの合同で「Rehydration project（補水計画）」が実施され、手づくり経口補水液のレシピ（左ページレシピ１とレシピ２）が公開されました。

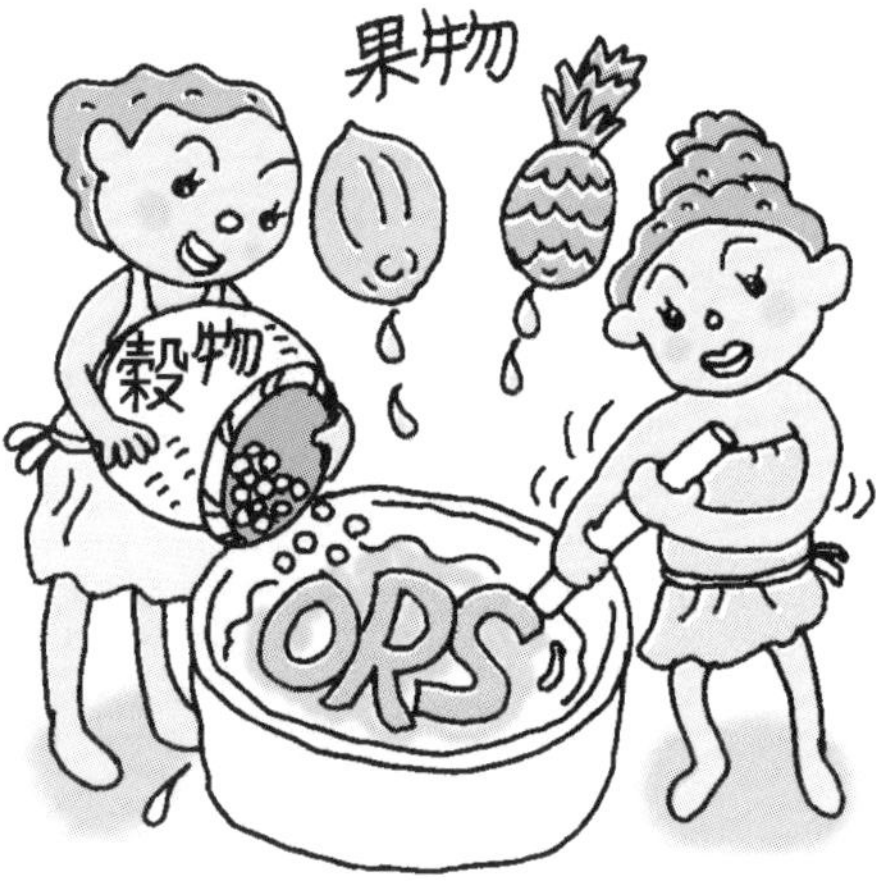

現在、日本では、市販の経口補水液を購入できます。熱中症のような病気になってしまったときに飲む飲料は、熱中症診療ガイドラインにも記載されているように、市販の経口補水液にしましょう。理由は、手づくりの経口補水液は、市販のものに比べて成分が一定していないのと、衛生的に問題があるからです。

レシピ１

水……１Lを準備（コップ５杯相当）

食塩…ティースプーン半分

砂糖…ティースプーン６杯

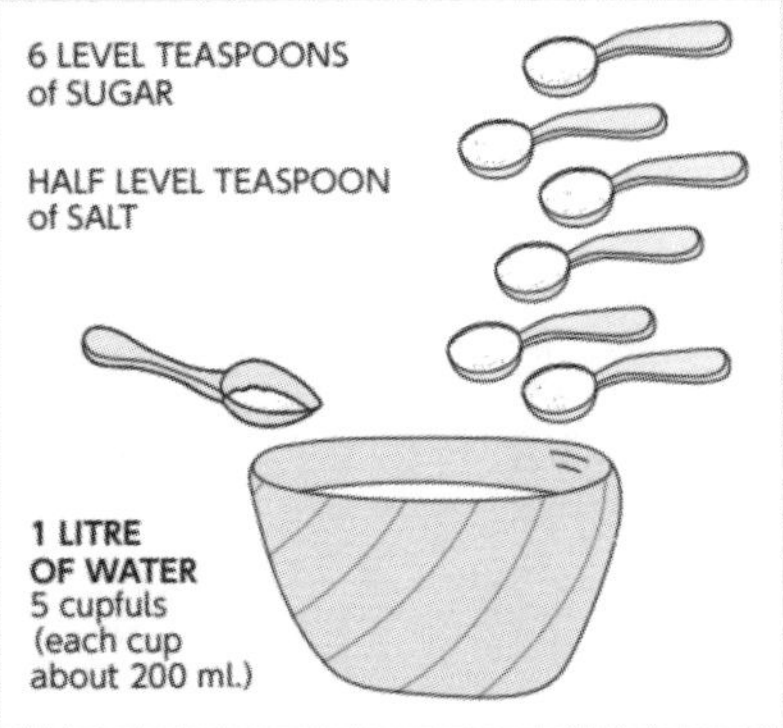
6 LEVEL TEASPOONS
of SUGAR
HALF LEVEL TEASPOON
of SALT
1 LITRE
OF WATER
5 cupfuls
(each cup
about 200 ml.)

レシピ２

水……飲料水または煮沸水を500mL

食塩…３つまみ

砂糖…手のひらに、ひとすくい

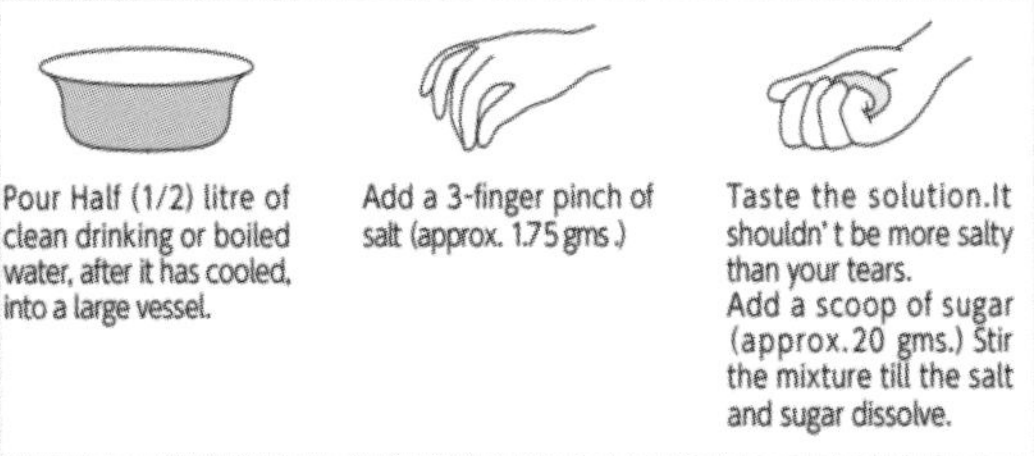
Pour Half (1/2) litre of clean drinking or boiled water, after it has cooled, into a large vessel.
Add a 3-finger pinch of salt (approx. 1.75 gms.)
Taste the solution.It shouldn' t be more salty than your tears.
Add a scoop of sugar (approx.20 gms.) Stir the mixture till the salt and sugar dissolve.

53

経口補水液の基礎知識❷ 経口補水療法の広がり

昔から日本にもあった経口補水療法の知恵

日本に経口補水療法の考え方が伝わったのは、2000年に入った頃です。開発途上国よりも遅れて伝わった理由は、日本は医療設備が整っており、脱水症になっても点滴治療（輸液療法）が受けやすい環境にあったからです。

ただし、日本にも以前から、体調不良のときには経口補水療法に似たような考え方がありました。

日本の家庭では、昔から風邪をひいたり、食あたりをしたりしたときに〝重湯に塩をまぶす〟あるいは〝梅ぼしをのせて食べる〟という習慣がありました。

この習慣から、病気により失われた水分を補うために水と塩分を補給するという経口補水療法の理論がごく自然と行われていたことがうかがえます。

お茶と甘いお菓子と塩で脱水予防

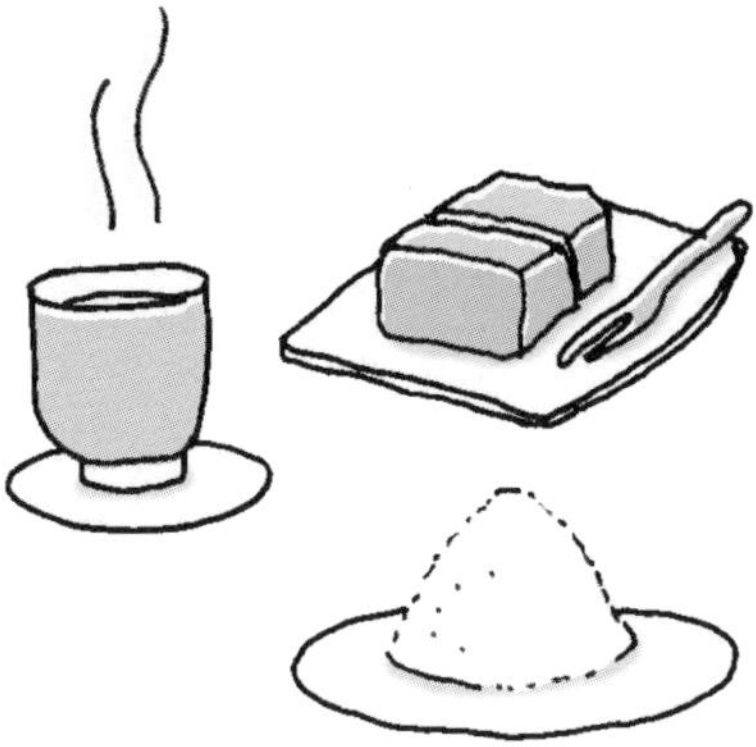

また、沖縄や奄美地方のように、蒸し暑い環境下の期間が長い地域の人たちは、仕事の合間にお茶やお水をたくさんとりながら休憩していました。

この時さらに、塩と黒砂糖を使った食材をおやつとして、一緒に摂取する習慣もみられました。

この状況は、水分吸収には塩分と糖分が一緒に必要であるという、経口補水療法の理論そのものです。

私たち日本人も実は、気がつかないうちに経口補水療法の理論の恩恵にあずかっていたということです。

こうやって日本にも経口補水療法が広がった

日本ではいわゆるスポーツ飲料というカテゴリーが社会に定着し、一般の消費者に（スポーツ時に限らず）飲まれるようになっています。

スポーツ飲料は、汗の成分を分析して、必要な水と、塩分をはじめとするミネラルを補うためにつくられています。また、飲みやすいよう、適度に糖分や香料も加えられています。

もともとスポーツ飲料は、スポーツ時に失われたエネルギーやタンパク質、水分などを補う目的のものでした。

脱水症のみにターゲットを置いた飲み物ではないので、脱水症に対して補水効果および体内への水分を補う速度（補水速度）は十分ではありませんでした。

高齢化と地球温暖化により熱中症の患者さんが増えたことで、救急車の利用や病院受診者の増加が社会問題となってきました。開発途上国において感染症による胃腸炎に伴う脱水症の治療手段として利用されてきた経口補水液が、日本では高齢者の脱水症対策や、熱中症による脱水症の治療手段として利用されるようになりました。

従来からあったスポーツ飲料のカテゴリーとは異なる、脱水症の治療として利用できる経口補水液が、日本で流通するに至ったのです。

現在、経口補水液は、高齢者の慢性的な脱水症対策として在宅や施設で活用されているほか、蒸し暑い環境下における労働などの産業衛生領域や、マラソンや野球などのスポーツ領域、医療現場では手術前後の水分補給や熱中症の治療など、さまざまな分野で活用されています。

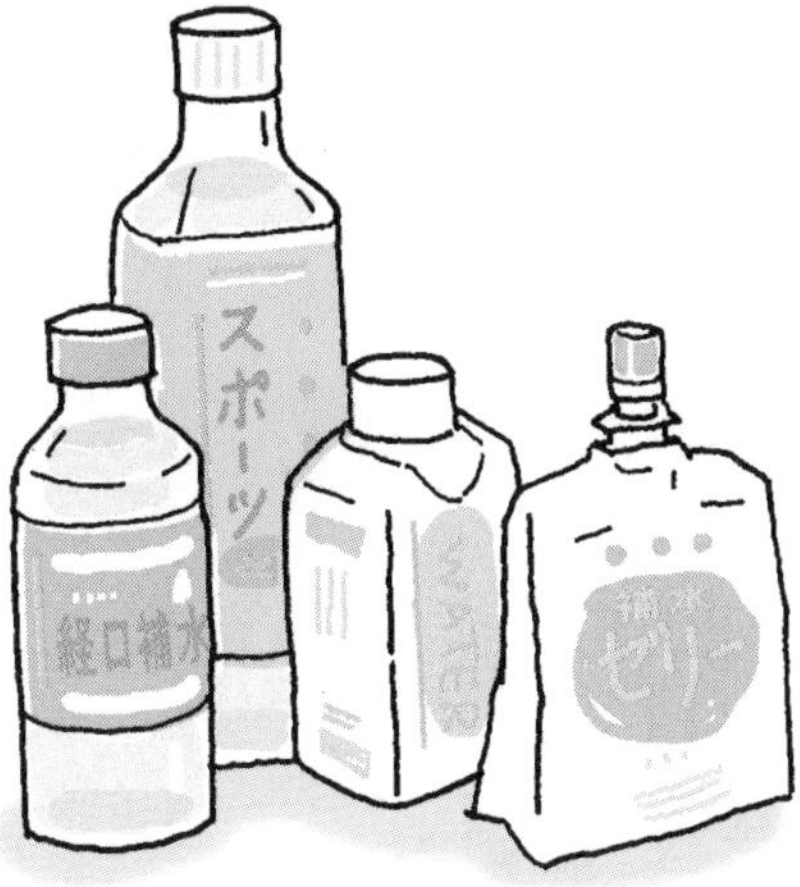

54

経口補水液の基礎知識③ 経口補水液の成分と体内への吸収

経口補水液の成分は水と塩と糖

経口補水液は、点滴治療と同じくらいすばやく、なおかつ口から水と塩分を体に補給できる飲み物です。

その成分はシンプルで、水、塩分（ナトリウムイオン）、糖分（ブドウ糖）がほとんどを占めています。

ただし、これらを適切な分量で混ぜ合わせることで、初めてその威力が発揮されます。

ヒトの体に摂取された水分（水・電解質）は、

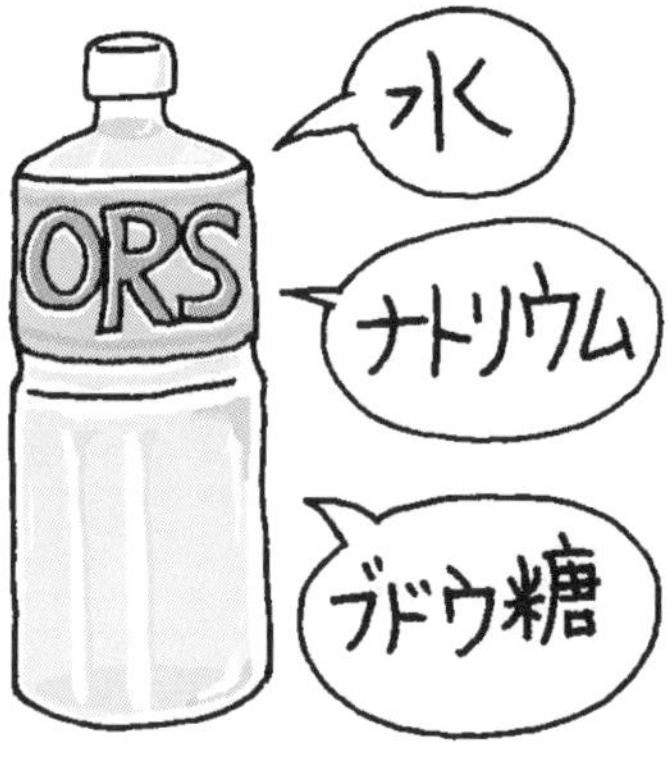

約95％が小腸で吸収され、残りが大腸で吸収されます。

経口補水液も小腸で吸収されるため、小腸で水と塩分の吸収が最も速く行われる適切な濃度比率で組成されています。

経口補水液は、スポーツ飲料などに比べて塩分濃度が濃く（3倍程度）、糖分濃度が薄い（3分の1程度）ので、美味しくないと思われることが多いようです。

しかし、口から経口補水液を摂取して、小腸で水と塩分をすばやく体内へ吸収させるには、ブドウ糖とナトリウムイオンの比率が大切です。飲みやすくするために塩分と糖分の割合を変更することはできません。

経口補水液は、こうやって体に入っていく

経口補水液がどのようにして体の中へ取り込まれるかを理解するために、小腸を通して体の外から中に水を運ぶトラックがあると想像してください。

水と一緒に塩分（ナトリウムイオン）を載せることで、トラックのパワーがついて、吸収力が増します。

そこに、少しだけ糖分（ブドウ糖）を載せると、さらにトラックのスピードがついて、吸収速度が増します。

もちろん、塩分も糖分も、載せすぎるとトラックのパワーやスピードは落ちてしまいます。

経口補水液は、水を体の中へ運び込むパワーとスピードを兼ね備えた飲み物といえます。

成分も塩分と糖分なので、アレルギーを気にしなくてもよいですね。

経口補水液のレシピ

経口補水液と呼ばれる飲み物では、その

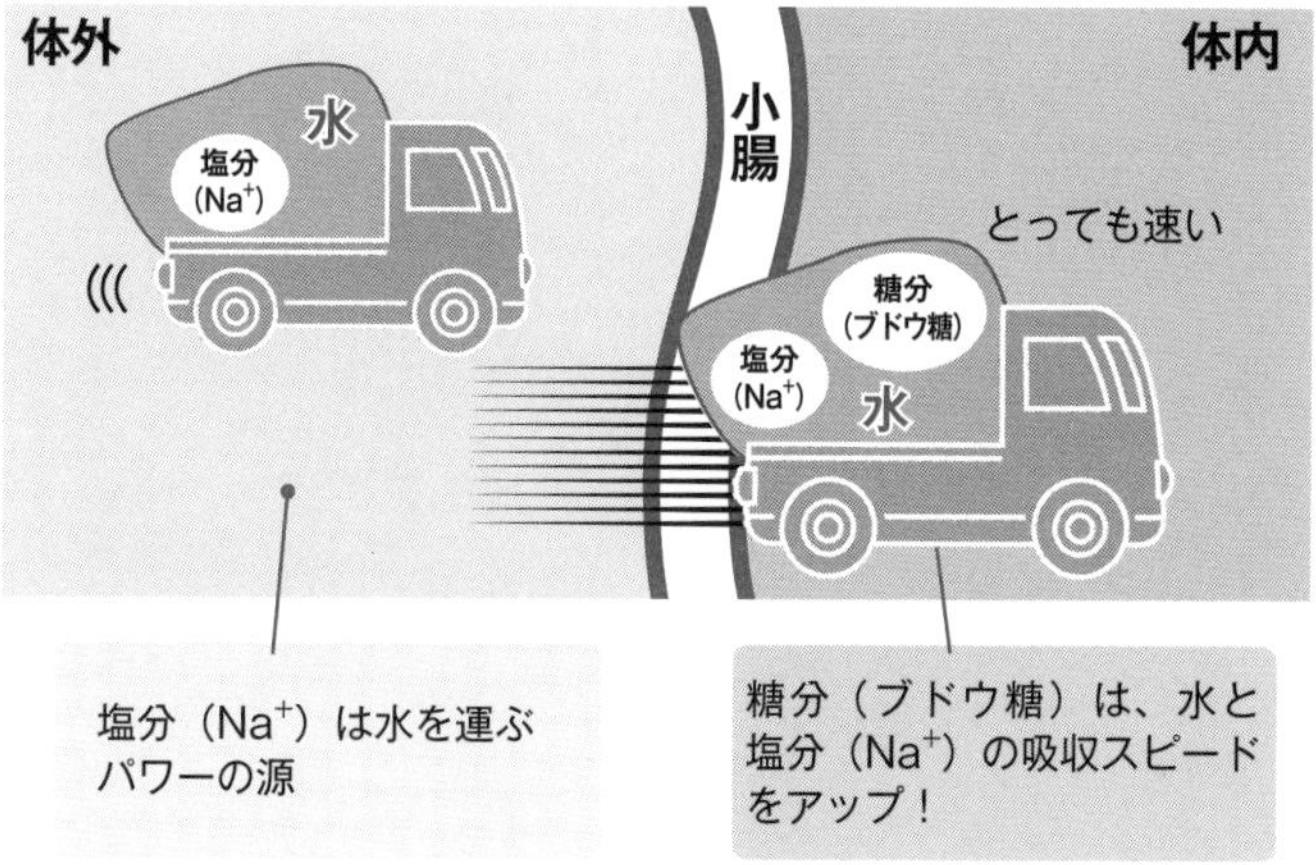

パワーとスピードを最大限に活かせる塩分と糖分の量が決まっています。

それが、前述のユニセフとＷＨＯが合同で実施した「Rehydration project（補水計画）」における公開レシピの量です。

日本で現在発売されている経口補水液の組成に近いレシピが、水１ℓに対して、食塩３ｇと砂糖40ｇ（ブドウ糖20ｇに相当）を混ぜたものになります。

このレシピで正確につくれば、市販の経口補水液の組成に近いものができあがります。

しかし、熱中症のときにおすすめできない理由がいくつかあります。

・計量器を使用して正確な量でつくらないと効果が減弱する

・砂糖が多く、味に工夫がされていないので美味しくない

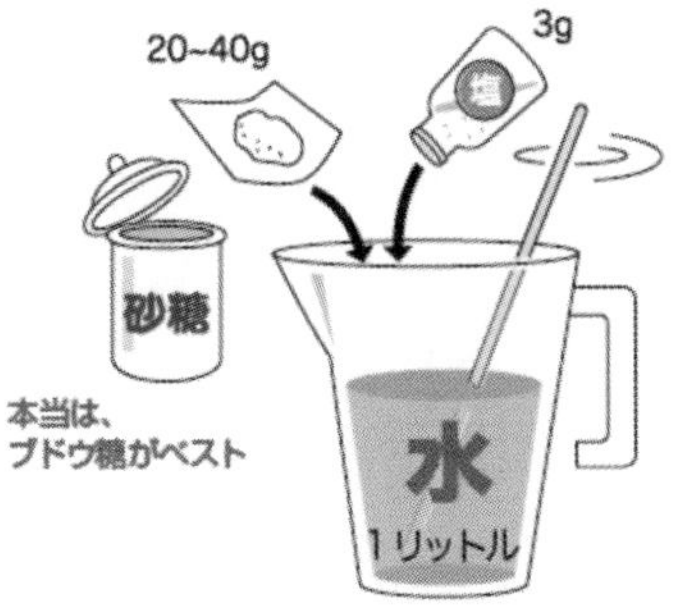

手づくり経口補水液のレシピ（筆者考案）

- 失われた汗の成分に含まれているカリウムやマグネシウムが欠けている
- 滅菌された容器ではないので、細菌が残っている

熱中症になったら、ガイドラインにもあるように、市販の経口補水液を飲みましょう。

医学的にも、経口補水液のレシピでつくられた飲み物を飲むと、小腸でブドウ糖とナトリウムイオンがくっついて共輸送体がつくられることが明らかにされています。

その共輸送体は、ナトリウムイオン・ブドウ糖共輸送機構（sodium-glucose transporter1：SGLT1）と呼ばれ、経口補水療法の理論的根拠となっています。

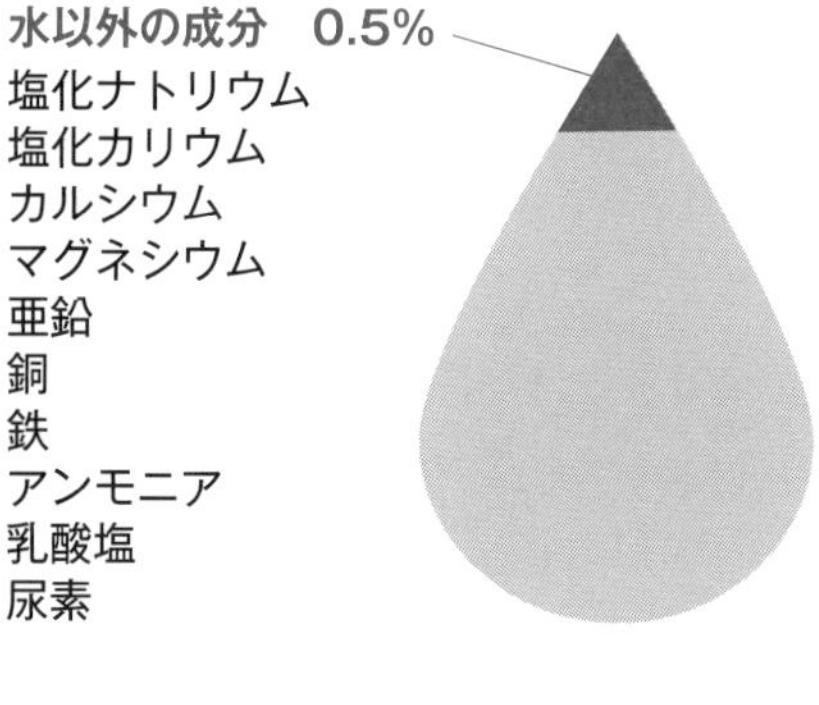

汗の成分

55 熱中症と経口補水液Q＆A

Q いつから飲めばよいの？

A 熱中症かなと感じたら、できるだけ早く

熱中症かなと感じたら、できるだけ早く飲み始めることが大事です。
熱中症の症状が出現した時点で飲み始めましょう。
具体的に飲み始めたほうがよい症状の目安は、以下の通りです。
暑さが原因で起きた

- たちくらみ、めまい
- 足をつった
- 胃がムカムカする、吐き気

・頭痛、筋痛、腹痛などの痛み
・食欲低下、下痢
ただし、経口補水液を1000㎖程度飲んでも改善しない場合、あるいは悪化してきた場合には、医療機関へ搬送します。

足のつりや立ちくらみなどがあるけれども熱中症か否か迷ったときには、明らかに暑さが原因であれば、経口補水液を飲んでください。

早すぎて悪いことは何もありません。

Q どれくらいの量を飲めばよいの？

A 1000～2000㎖を目安に

経口補水液の理想的な摂取量は、失った水分と同量です。たとえば、汗をかいたら、失った汗と同量の経口補水液を摂取します。

この場合、汗の量を直接計測したり、体重減少量を計測したりして失われた量を推測します。

ただし、それらの量を推測するのは難しいので、成人の場合、1日に1000～2000㎖を目安とします。

Q どれくらいのスピードで摂取すればよいの？

A まずは、500㎖急いで飲む。その後はちびちびと飲む

経口補水液の摂取方法は、摂取開始時には500㎖をできるだけ早く摂取してください。子どもの場合は、はじめに300㎖程度を目安にしてください。その後は、500㎖を30分くらいかけてちびちびと摂取します。

まず500㎖を急いで飲む理由は、熱中症の脱水状態をできるだけ早く改善する必要があるからです。一気に摂取すると、体が水で満たされたと勘違いして尿として排出されてしまいます。ある程度補われたら、摂取した経口補水液が排出されないように、ちびちびと飲むようにします。

Q 経口補水液はいつまで飲むの？

A 症状が改善したら、普通食に

熱中症による脱水症が改善した後は、いつまでも経口補水液を摂取し続けるのはよくありません。経口補水液には塩分が多く含まれているので、むやみに飲み続けると高ナトリウムイオン血症になり、全身の浮腫や心不全、意識障害などを起こしてしまうことがあります。暑さが原因で起こった諸症状が改善したら、速やかに通常の飲食に移行します。

参考までに、米国疾病予防センターが出している〝脱水症の治療方針〟を示します。熱中症に伴う脱水症の治療方針も同様に考えてよいでしょう。

軽度—中等度（Ⅰまたは Ⅱ度）の熱中症であれば、経口補水液を摂取させ、改善したら、年齢にあった普通の食事を食べてもらうようにしましょう。

私が提案する、「熱中症を疑った場合の経口補水療法の実施アルゴリズム」も示します。

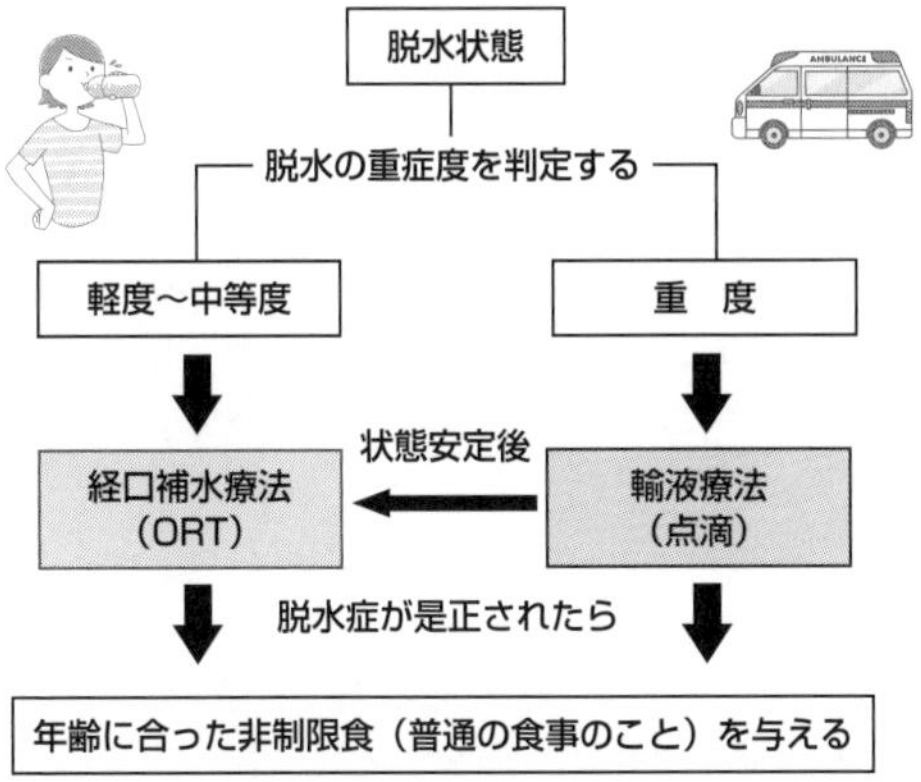

Morbidity and Mortality Weekly Report: MMWR; Vol.52 (No.RR-16), 2003. 米国疾病管理予防センター（CDC）ガイドラインの概要

米国疾病予防センターが出している「脱水症の治療方針」

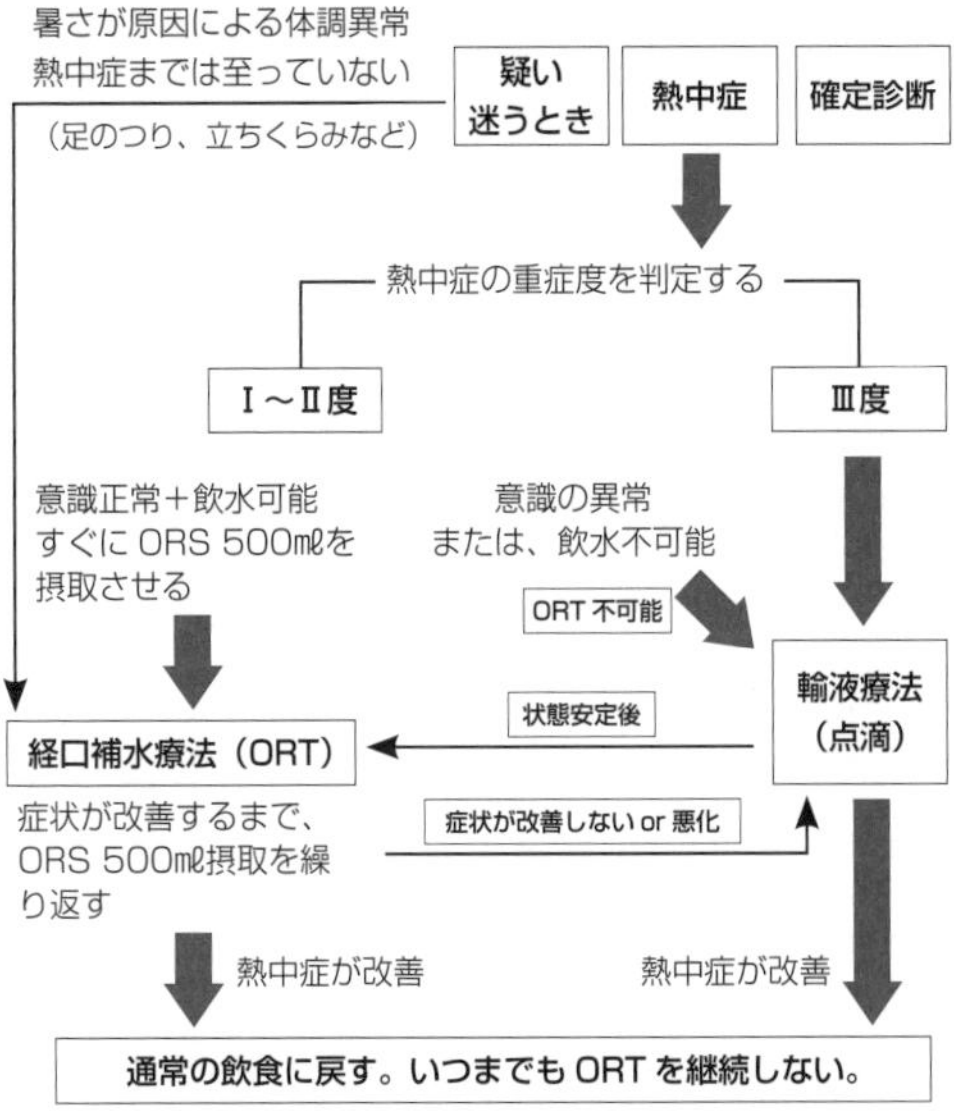

熱中症を疑った場合の経口補水療法の実施アルゴリズム（筆者の提案）

Q 経口補水液は塩辛いので、薄めて飲んでもよい？

A ダメです

経口補水液は、絶対に水で薄めないでください。

これは、スポーツ飲料にも同じことがいえます。

一番の理由は、最も効率的に水分補給ができる組成を乱してしまうからです。経口補水液を水で薄めてもいけないし、甘みを付けたいからといって糖分を加えてもいけないのです。

二番目の理由は、清潔が保てないからです。経口補水液の製造過程では、外部から一切の雑菌が入らないよう管理されています。しかし、水で薄めるということは、人の手を介しますので、そこで雑菌が混入する危険が生じます。

熱中症につづいて細菌性の胃腸炎(食あたりのような)が新たに発症してしまっては、元も子もありません。

Q　経口補水液にとろみ剤を添加してもよい？

A　ダメです。ゼリータイプを飲みましょう

飲み込みにくさがある場合には、液体よりもゼリーのほうが摂取しやすくなります。

介護の現場では、お茶やお水にとろみ剤を混ぜて、半固形にすることがあります。しかし、経口補水液には、とろみ剤を混ぜてはいけません。

とろみ剤には炭水化物であるでんぷんが含まれているからです。

とろみ剤を混ぜることで、糖分の量が増えてしまいます。

飲み込みにくさがある方に経口補水液を摂取させたい場合は、とろみ剤を添加するのではなく、ゼリー状で市販されている経口補水液を摂取させるようにしましょう。市販されているゼリータイプの経口補水液は、液体タイプの経口補水液と同様の水分補給効果が認められています。

Q 経口補水液の温度はどれくらいがよいの？

A 基本は常温で。飲みやすい温度にアレンジしてもよい

摂取する経口補水液の温度は、常温がよいでしょう。

その理由は、常温が、消化器官への負担が最も少ないからです。

私たちの胃や腸には摂取したものを消化するための酵素が存在しています。酵素が働きやすい環境が、37℃前後の体温なのです。

温めてもよいのですが、水を蒸発させてはいけません。冷やしてもよいですが、水を凍らせてはいけません。

経口補水液に限らず、水分摂取の目的は、可能な限り量を多く摂取することです。そのためには、摂取する本人が摂取しやすい温度の飲み物がよいでしょう。

ただし、唯一、冷たい温度の飲み物を推奨するのは、熱中症や感染症で体温が上昇している場合です。一時的に体温を低下させる効果が期待されます。

いずれにしても、飲み物を摂取しただけで体温をコントロールすることは難し

いと考えてください。

救急医療の現場では、胃に冷却水を入れて体温を低下させることがあります。この場合は、数リットルの冷たい飲み物を、胃管を通して投与し続ける必要があります。

そこまでやれば、飲み物で体温を下げることは可能と言えます。

Q　経口補水液は、塩分や糖分を制限している人が飲んでもよい？

A　熱中症になったら500㎖は急いで飲んで、その先はかかりつけ医に

高血圧や心不全、糖尿病、腎不全などの病気を有している人が熱中症になったときに、経口補水液を飲んでもよいのでしょうか？

答えは、500㎖はすぐに摂取して、その後はかかりつけ医と相談して熱中症の治療を進めていきましょう。

熱中症に伴う脱水症の状態では、水・塩分ともに不足しています。

したがって、500㎖程度の経口補水液（水500㎖、食塩1・5g、砂糖10g程度）を摂取しても、病気に影響が出る心配はありません。むしろ、そのまま水分補給をしないでいると、もともと病気により血管や臓器障害があるので、熱中症が重症化するおそれがあります。

透析をされている方も同様です。500㎖の経口補水液を飲んでも、心不全や高カリウム血症になるおそれはありません。

大切なことは、500㎖の経口補水液を飲んだ後に、良くなっても悪くなってもかかりつけ医に連絡して指示を仰ぐことです。

病気を持っている方の熱中症は、後遺症が怖いので注意しましょう。

Q 熱中症のとき、スポーツ飲料は効果がある？

A 経口補水液には劣りますが、ないときは摂取してください

熱中症になってしまったら、経口補水液が、摂取する飲み物の第一選択肢です。

しかし、経口補水液が手元になく、スポーツ飲料がある場合には、どうしたらよいでしょう。

スポーツ飲料でも飲んだほうが、何も飲まない、あるいは水やお茶を飲むよりは、熱中症に伴う脱水症を改善する効果が期待できます。

ただし、スポーツ飲料には注意すべきことがあります。

スポーツ飲料は、経口補水液と違って、成分の規定が厳格ではありません。製品によって含まれる塩分の量が異なり、なかには熱中症治療に適さない成分であるアミノ酸が含まれているスポーツ飲料もあります。

アミノ酸を含むスポーツ飲料が熱中症の治療に適切でない理由はすでに述べましたが、スポーツ飲料はあくまでも経口補水液が入手できるまでのつなぎとして摂取すると考えておくとよいでしょう。

Q そもそもスポーツ飲料って何？

A スポーツ選手のために開発された飲み物です

日本では、何種類ものスポーツ飲料が発売されています。にもかかわらず、明確な組成の定義はありません。

スポーツ飲料のオリジナルは、ゲータレードです。ゲータレードは、1965年にフロリダ大学のアメリカンフットボールチーム「フロリダ・ゲーターズ」のために、同大学の医学・生理学者ロバート・ケード博士によって開発されました。ゲータレードという名称は、チーム名と「エード」(ade：レモネード(lemonade)等、飲み物の意)の合成語です。

ゲータレードはスポーツ飲料の元祖であり、現在でも世界シェアNo.1のスポーツ飲料です。100mℓあたり51mgのナトリウムイオンが含まれています。これは、体を動かしたことによる発汗に対して適切な量のナトリウムといえます。

また、いわゆる疲労回復の際に最も効率のよいエネルギー源であるブドウ糖やショ糖が多く含まれています。

ゲータレードの浸透圧は、体の浸透圧より低くハイポトニック（体の浸透圧より低い）飲料に分類されます。

ゲータレードの組成では、スポーツで失われたエネルギーや水、ナトリウムを適度に補えます。体内に吸収されるスピードに関しては、経口補水液よりは遅いと予測されます。その理由は、次項で解説します。

ゲータレードの成分に対して、日本でスポーツ飲料として販売されている、ある飲み物（飲み物A）の成分を見てみましょう（表）。

飲み物Aでは、ゲータレードの成分を基本とし、さらにアミノ酸が添加されています。

ゲータレード 100 mℓあたりの組成

糖分	ナトリウム	BCAA（分岐鎖アミノ酸）	ビタミン・その他
砂糖 7 g	55 mg	なし	グルタミン酸、リン、カリウム、カルシウム、マグネシウム

飲み物 A 100 mℓあたりの組成

糖分・エネルギー量	ナトリウム	BCAA（分岐鎖アミノ酸）	ビタミン・その他
はちみつ・高果糖液糖 5 g	40 mg	バリン、ロイシン、イソロシン、アルギニン	クエン酸

このように、スポーツ飲料の成分には明確な基準がなく、〝スポーツに際して適した飲み物〟とうたって自由にアレンジできてしまうのです。

さらには、クエン酸も入っているので浸透圧が高くなっており、アイソトニック（体の浸透圧とほぼ等しい）飲料に分類されます。水・電解質補給よりも、スポーツ後の体力回復に重点を置いた飲み物といえます。

糖質の含有量が多いものも発売されています。日常生活のなかで、むやみに摂取することはせず、スポーツで失われたエネルギーや電解質、栄養素を補うための飲み物として摂取するようにしましょう。

Q 経口補水液とスポーツ飲料の違いは？

A 違いは、体内への水分補給スピードです

経口補水液とスポーツ飲料は、全く異なる成分、ジャンルの飲み物です。

経口補水液とスポーツ飲料の違いは、体内への水分補給スピードにあります。

経口補水液は水分補給のスピードが速く、規格が厳格に定められています。
経口補水液がスポーツ飲料より水分補給スピードで優れる理由が2つあります。

❶SGLT1の機能を促進させる

前述したように、経口補水液は小腸においてSGLT1を効率よく機能させるので、水分吸収に適したナトリウムイオンおよびブドウ糖濃度となっています。

❷胃から小腸へ迅速に排出される

体で水分吸収が行われるのは、口腔内でも食道でも胃でもなく、95%は小腸です。そこで重要なのが、経口補水液は胃から小腸へ速やかに移動できるということです。胃から小腸への水分の移動は、次のように考えられています.

- カロリーがない飲み物（水やお茶など）は、胃から小腸へ速やかに移動する。
- カロリーがある飲み物は、胃に入った初期には数十㎖は速やかに腸へ移動する。しかし、やがて胃の幽門（出口）付近に多くが滞在するようになり、2〜3㎉／分の速度で小腸へ移動するようになる。

・これは、小腸にある化学受容器がカロリーを感じ取り、胃に蠕動《ぜんどう》を抑制するサインを送るためと考えられている。

つまり、カロリーの高い飲み物は、いつまでも胃の幽門付近に滞在し、小腸に達するまでに時間がかかるのです。経口補水液が、スポーツ飲料より水分補給スピードで優れるのは、小腸に速く達するためという理由になります。

Q 熱中症になったときに摂取するもので注意することは？

A 水中毒には要注意、牛乳（アミノ酸）は禁忌

熱中症に伴う脱水症からの改善および治療として、大量の真水だけをとることは危険です。いわゆる水中毒（希釈性低ナトリウム血症）を起こし、けいれん・意識障害などを生じます。目安としては、1時間に1000㎖以上の真水だけを摂取した場合は危険と考えてください。

また、熱中症になった場合、牛乳を摂取してはいけません。2010年、オハイオ州立大学誌の掲載論文「Secondary Injury Prevention: Heat Stress」では、「熱中症になってから、タンパク質（アミノ酸）を多く含んだ食事をとることは体温を上げ、代謝を亢進《こうしん》させ水分を消費させるので避けるべき」と述べられています。熱中症で体温が上昇したときの牛乳の摂取は避けるようにしてください。

私は麻酔科医ですので、手術中の体温管理も担当しています。手術中に体温が低下する患者さんは多いので、さまざまな手段を使って体温を維持します。とくに、手術中の低体温予防にアミノ酸輸液をすると体温が上昇することが知られています。前にも述べたように、熱中症の予防では、牛乳を摂取することは推奨されますので、お間違えのないように。

Q 熱中症のときに塩飴や梅干しは有効？

A 塩分タブレットだけは危険

熱中症では発汗により、中等度以上では嘔吐や下痢によっても多量の塩分が失われています。そのため、塩分を補うために、塩分タブレットや塩飴を摂取させようとすることがあるかと思います。しかし、それらは塩分補給効果としては少ないし、何よりも吸収が遅いので、迅速な塩分補給は期待できません。

労働中の熱中症予防の指針では、「塩のタブレットは、吸収されて全身に行き渡るまでに時間がかかるので推奨しない」（The Workers Compensation Board (WCB) of Prince Edward Island web site(2008): Guide to Prevention of Heat Stress At Work）とされています。

その理由は、塩分の吸収は小腸で行われるので、塩分だけを摂取させても、小腸に到達するまでに長い時間を要します。さらには、塩分はＳＧＬＴ１により吸収されるので、単体では吸収効率も悪いことがわかります。

それでは、塩分を摂取させるにはどうすればいいでしょうか。

塩分を摂取させる場合には、同時に多量の水を摂取させることが大切です。

具体的には、塩分１ｇに対して水５００㎖程度の摂取が推奨されます。

56 熱中症になったときの経口補水液の正しい使い方

熱中症になってしまったときに役立つのが経口補水液ですが、正しい飲み方や使い方が普及していない現状があります。

私は、経口補水液はＡＥＤと同じくらい重要なものだと考えています。学校や会社などで、経口補水液の正しい使い方を教育する機会をつくることが必要です。

経口補水液を飲むうえで大切なポイントを、以下に挙げておきます。

- 普段の水分補給には使わない
- 熱中症かもしれないと思ったら、迷わずにとにかく早く飲む
- ５００㎖であれば、高血圧や糖尿病などの持病がある人でも安心して飲める
- 経口補水液を１０００～２０００㎖飲んでも体調が回復しなければ、病院を受診する

・経口補水液のエネルギーは少ないので、栄養失調に注意する

夏場、普段の水分補給として経口補水液を飲んでいる人を見かけますが、3食しっかり食事をとれていれば経口補水液は不要です。日本人の食事は塩分が多い傾向にあるので、水分補給で経口補水液を飲むと、塩分のとりすぎになってしまう可能性があります。

一方で、熱中症になってしまったときは、たとえ軽度であっても経口補水液が有効です。迷わずにすぐに飲んでください。

熱中症の治療では、からだを冷やすことと水分補給が何よりも重要です。意識がはっきりしていて自力で水分補給ができる場合は、水やスポーツ飲料ではなく経口補水液が最も適した治療法であることは、熱中症の治療法が定められているガイドラインにも記されているほどです。

コラム3

AEDとは

「Automated External Defibrillator」の略語。「自動体外式除細動器」と呼ばれ、いわゆる医療機器に分類される。

心室細動という不整脈は心臓がけいれんして、全身に血液を送り出せない状態のことを現す医療用語。心肺停止という言葉は、実際には心臓が完全に停止しているのではなく、けいれんした状態で機能していないときに使われる。「除細動」とは、心臓がけいれん（細動）した状態を「取り除く」ことを指す。

つまり、AEDによって心臓に電気ショックを与えることで除細動を行う。その結果、心臓のリズムは正常になり、血液を全身に送り出す機能を取り戻す。心室細動が起きてからできるだけ早い時期にAEDにより除細動を施すことで、患者さんの社会復帰率が高まることが明らかになっている。以前は医師など、限られた人しか使用が許されていなかったAEDだが、2004年7月から一般の人でも使えるよう規制が緩和された。AEDは、救命時に必要な操作などを音声や光で案内するため、一般の人でも救命活動を行える。

現在では、医療施設だけではなく、ショッピングセンター、駅、オフィスなど、さまざまな場所に設置されている。

とくに軽症の場合は、できるだけ早く経口補水液500㎖を飲ませることが、熱中症の悪化を防ぐうえで大切になります。

素早く500㎖を飲ませた後は、今度はゆっくりと500㎖を補給します。

中等度の熱中症まで進んでしまった場合は、自力で水分補給ができるかどうかで、経口補水液を使うか点滴を使うかが選択されます。

意識があって自力で飲めそうな場合は、軽度の熱中症と同様に。500㎖の経口補水液をできるだけ早く飲ませてください。

脱水症のときに飲む経口補水液の温度は常温でよいのですが、熱中症のように体温が上がっている場合は、冷たいほうが望ましいと考えられます。

しかし、最も重要なのは、患者さんが飲みやすい温度であることです。冷やすことにこだわりすぎず、まずは1本飲ませることを優先しましょう。

57

熱中症になったときの本格的な治療

救急車を待っている間にできること

意識がもうろうとしている場合や、自力で水分補給ができない場合、自分たちで対処をしていたが状態が悪化してしまった場合などは、病院で治療を受ける必要があります。

救急車を呼ぶかどうかは、自力で歩けるかどうかで判断してください。自力で歩けない場合は、迷わず救急車を呼びましょう。

熱中症は時間とのたたかいです。1分、1秒、対処が遅れるごとに、後遺症の発生率が増加して、致死率も高くなります。

救急車を呼んでからも、じっと何もせずに待っていてはいけません。救急車を待っている間にも、できる限りの対処をしましょう。

救急車を待っている間にできることは、脱水対策と体を冷やすことです。

ただし、飲み物を飲んでも口からこぼれてしまうなど、うまく飲めない場合は無理に飲ませる必要はありません。

無理やり飲ませてしまうと、気管に水分が入って誤嚥性《ごえんせい》肺炎を起こしてしまう可能性があるからです。

水分補給ができない場合は、体を冷やすことを徹底しましょう。

効果的に体を冷やせる場所は、首元、わきの下、足の付け根の3か所です。救急車を待っている間に状態が悪化することもあるので、患者さんからは決して目を離さないでください。

病院で行われる治療

病院を受診または救急搬送された場合は、医師により冷やす治療と水分補給が同時に行われます。

体を冷やす治療は、患者さんの状態によって三段階に分かれます。体温冷却の効果が不十分な場合は、迅速に、第二段階、第三段階と進めていく必要があります。

第一段階では、全身の冷却と点滴を迅速に行います。全身の冷却は、エアコンが効いた部屋に患者さんを運び、全身に消毒用のアルコールを散布して扇風機などで風を送ります。アルコールが蒸発するときに、表面の熱を奪って体を冷やしてくれるのです。同時に、鼻から管（医療用の胃管と呼ばれる管）を通して、10℃前後に冷やした生理食塩水1～2ℓを胃に直接送り込み、体の中からも体温を下げます。血管内に25℃前後に冷やした点滴を入れて、血液を直接冷やすこともあります。点滴は、2～3ℓ程度の水分を直接血管に投与して、失われた水分と塩分を補います。救急車で運ばれてくる患者さんは、自力で水分補給をできないことがほとんどなので、病院での水分補給は、ほぼ点滴で行われます。

第二段階では、水風呂のような装置があれば、全身を水風呂に入れて冷やします。なければ第三段階に素早く移行します。

第三段階では、透析のような特殊な医療器具を用いて、血液の体外循環を行います。温まった血液を一度すべて体の外に出し、冷やしてから体内に戻す方法です。重症患者を専門に扱う集中治療室のような設備が必要になります。第三段階まで進行した場合はかなり重症で、回復しても後遺症が残る可能性があります。

医療現場でも熱中症の治療に漢方薬を使用

最近では、体を冷やすことと水分補給に加えて、漢方薬を使うことで熱中症からの回復が早まったという報告があがっています。

漢方薬を使った研究では、夏バテのときによく使われる補中益気湯《ほちゅうえっきとう》や清暑益気湯《せいしょえっきとう》をはじめ、胃腸の不調に効果的な六君子湯《りっくんしとう》や大建中湯《だいけんちゅうとう》などが用いられました。漢方薬を使っていない熱中症患者さんの平均入院日数が15・8日だったのに対し、漢方薬を使った患者さんでは5・1日と大幅に短縮されました。

とくに重度の熱中症患者さんで漢方薬の効果が大きかったということで、熱中症治療の新たな選択肢として注目されています。

58 本当におそろしい熱中症の後遺症

熱中症は回復しても後遺症が残ることもある

熱中症は、命に関わるほどでなければ大丈夫だろうと軽く考えられがちですが、実は後遺症が残ることもある恐ろしい病気です。

熱中症による後遺症は、体を構成するタンパク質が熱により変性することで起こります。

一度ゆで卵になったら二度と生卵に戻ることがないように、一度変性した体の組織は、二度と元に戻ることはありません。

とくに怖い後遺症が、腎不全と神経障害です。

横紋筋融解症からの腎不全

重度の熱中症になるとまず起こるのが、横紋筋融解症《おうもんきんゆうかいしょう》です。横紋筋融解症とは、熱と脱水で筋肉が溶けてしまった状態です。

筋肉が溶けると、筋肉を構成するタンパク質の一つであるミオグロビンが、血管に漏れ出てきます。

血管に漏れ出たミオグロビンは、体にとって有害なので、本来であれば処理されて体の外に出されなければいけません。ある程度の量であれば、真っ赤な尿として体外へ排出されます。しかし、ミオグロビンは、血液を濾過している腎臓の網目に引っかかってしまい、うまく処理されません。

腎臓にミオグロビンがたまると、だんだんと腎臓の濾過機能も働かなくなってしまい、最終的に腎不全を引き起こします。

また、横紋筋融解症になると、ミオグロビンと同時に溶け出すのがカリウムです。

カリウムは体に必要なミネラルですが、過剰になると不整脈や心停止を引き起こしてしまいます。

過剰なカリウムは、通常であれば尿として外に出されますが、ミオグロビンで腎不全を起こしていると、カリウムの処理もうまくできません。

亡くなる人の多くは多臓器不全が原因

腎臓が悪くなると、ほかの臓器にも悪影響を及ぼします。

カリウムが処理できなくなると、心臓の動きが悪くなり、血液が巡らなくなって臓器に水がたまります。肺や肝臓に水がたまった状態が、肺水腫や肝不全です。

2つ以上の臓器が機能しなくなった状態を多臓器不全と呼んでいます。

多臓器不全を引き起こした場合も、可能な限り回復を試みます。

しかし、多臓器不全の予後は悪く、医療技術が進んだ現在でも助けられない場合が多いのです。

熱中症で亡くなる人の多くは、このように多臓器不全が原因です。

神経のダメージで一生、後遺障害が残ることも

重度の熱中症になった人の中には、多臓器不全のほかに、脳出血や脳梗塞を起こす人もいます。血液を固める際に働く凝固因子もタンパク質でできているので、熱でダメージを受けると、出血しても血を止められなくなったり、血管の中で血栓ができたりします。多臓器不全や脳出血、脳梗塞などを起こすと完全に回復することは難しく、助かっても後遺症が残ってしまうことがほとんどです。

また、神経は、熱中症に伴う高熱や脱水症の影響でダメージを受けると、二度と元の機能に回復することができず、一生、後遺症として障害が残ります。

2015年には、熱中症による後遺症が原因で裁判になったこともあります。

当時高校生だった女性は、テニスの部活動中に熱中症で倒れ、心肺停止状態になってしまいました。その後病院で治療を受けて意識は回復したものの、今も寝たきりの状態で生活しています。

女性と両親は県に損害賠償を請求し、最終的に約2億円の支払いが県に命じら

れました。

最近では、倒れている人がいたら、自動除細動器（AED）をできるだけ早く用いて、脳の血流を守って神経障害が起きないようにすることが知られています。

それと同じように、熱中症でも脳の神経障害が起きないよう、とにかく早く全身を冷却して、経口補水液を摂取させるか輸液療法を実施することが提唱されているのです。

熱中症による後遺症を防ぐためには、何よりも熱中症にならないように予防することが大切です。熱中症は適切な予防でゼロにできる唯一の病気なので、まずは予防を心がけましょう。

万が一熱中症になってしまった場合は、すぐに経口補水液を飲んでください。病院に行くタイミングを見逃さないことも、早めの対処をするうえで重要です。

地球沸騰化を生き抜くために社会ができること

暑い夏を社会全体で乗り切るために日本でも行われているのが、**クールシェア**です。電力制限で自宅のエアコンがつけられないときに、暑さから逃れる近隣のスポットを知っておくことが大切です。薬局やショッピングセンター、図書館などが、クールシェアに取り組んでいます。

今後日本でも取り入れてほしい制度が、海外で実施されている**サマータイム制度**です。活動時間が1時間早まることで、涼しい時間帯に活動できるようになります。温度と湿度が低いうちに外での活動を済ませることで、熱中症対策につながります。万が一熱中症になってしまった場合も、病院が開いている時間帯に対処できるので安心です。

できる限り熱がこもらないようにする工夫も、地球沸騰化を乗り切るうえで大切です。最近は、コンクリートよりも**熱を持ちにくい道路**の素材が開発されているので、これから広まっていくことが期待されます。植物でコンクリートの壁を覆う**緑化**も、照り返しによる熱を防ぐうえで有効です。

また、新しい建物では**断熱化**が進んでいるものの、古い建物は熱がこもりやすいことが多いものです。古い建物をすべて断熱化することは、すぐには難しいですが、年々暑くなる夏を乗り越えるためには必要な対策になるでしょう。

社会全体でできる対策をいくつか挙げましたが、最も重要ですぐに実践できる取り組みは、**熱中症対策を提唱し続けること**ではないでしょうか。

地球沸騰化が進んだ今、夏の期間は以前よりもかなり長くなり、熱中症に注意しなければならない期間も長くなりました。3月ごろから対策をし始めて、残暑が落ち着く11月ごろまでは注意が必要といえるでしょう。

この本で何度かお伝えしている通り、熱中症は予防でゼロにできる唯一の病気です。大切ないのちを熱中症で落とすことがないよう、しっかりと対策をしていきましょう。

コラム4

子どもたちのための熱中症の予防啓発団体！

私がおすすめかつ、10年来参画させていただいている法人 Save Our Kids（SOK）を紹介します。

対象は、一般の市民の方々、とくに保護者、教員、スポーツの指導者にターゲットを絞っています。その理由は、教育現場における熱中症による後遺症や死亡事故をなくしたいという思いからです。

【活動の趣旨】

私たち、Save Our Kids は、熱中症の被害者を減らすために、オピニオンリーダーの方たちに熱中症についての情報提供を行うと共に、熱中症に対しての取り組み事例などを共有し、被害者を減らす取り組みを行います。

私は、その趣旨にとても共感を持ち、10年来、全国の活動に参画しています。

無料で参加できるセミナーを毎年開催しています。

一般社団法人 Save Our Kids　https://saveourkids.jp/
本部　〒150-0013　東京都渋谷区恵比寿 2-28-10
設立　2010年7月7日
TEL　03-6820-1033
FAX　03-6820-1007
代表理事　横部　延寿
特別顧問　寄本　明（滋賀県立大学名誉教授　医学博士）

特別顧問の寄本先生は、私が最も信頼している熱中症対策に造詣の深い先生です。さまざまな研究データをお持ちで、わが国の熱中症予防啓発に真摯に取り組まれております。

お子様をお持ちの保護者の皆様、スポーツ指導者、そして、教員の先生方は、ぜひともセミナーに参加していただくと、熱中症に対する正しい予防策が学べるはずです。もちろん私も参画しておりますので紙面だけではなく、実際にセミナーでお会いできるとも思います。

読者の皆様との再会を、楽しみにしております。

おわりに

本書を執筆した目的は、私の持っている熱中症の知識を読者の皆様にも共有して、熱中症からいのちを守ってほしいという強い思いからでした。
また、世にあふれかえっている熱中症情報の交通整理もしたいという意図もありました。

本書を読み終えて、読者の皆様には、果たしてその目的と意図をくみ取っていただけましたでしょうか。私自身は本書を書き終えて、正直、皆様に伝えたいことを伝えられたという気持ちであります。

ここ何年も、国やマスメディアを通して、さまざまな熱中症対策が発信し続けられています。もちろん、私も、長年、発信を続けています。それにもかかわらず、熱中症患者さんはゼロになるどころか、増え続けています。

これ以上すずしくなることはない未来が続きます。

逆の発想で、そうなってしまえば、つまり常夏になってしまえば、熱中症対策が当たり前となり、日常に取り込まれ、熱中症患者さんは減るのでしょう。

しかし、そうなるのを待っている間にも、熱中症の被害者は増え続けています。熱中症対策が日常になるまで、熱中症の被害者を増やさないことが、私に与えられた使命であり、本書の役割なのかなと、本書を執筆しながら思いました。

本書の出版に際して、出版不況の世の中にもかかわらず本書の大切さを理解して出版を決断していただいた評言社の皆様と、私が書くと難しくなりがちな文章を一般の読者向けにわかりやすく書き下ろしていただいた医療ライターの村岡祐菜氏のご尽力に深く感謝の意を表して、あとがきとさせていただきます。

谷口　英喜

〈著者紹介〉

谷口 英喜（たにぐち ひでき）

済生会横浜市東部病院患者支援センター長　医学博士

1991 年 福島県立医科大学医学部卒業。

その後、横浜市立大学医学部麻酔科に入局。

2011 年 神奈川県立保健福祉大学保健福祉学部教授。

2016 年 済生会横浜市東部病院患者支援センター長。

現在、東京医療保健大学大学院客員教授、慶應義塾大学麻酔科学教室非常勤講師を兼任。

熱中症・脱水症に関する報道でマスコミに多数出演。専門は、麻酔学・集中治療学・周術期管理・栄養管理・経口補水療法・脱水症対策など。

臨床栄養の生涯教育サイト谷口ゼミ（https://taniguchi-seminar.com/）を開塾し、医療従事者の生涯教育に邁進中。

■執筆協力　村岡 祐菜
■イラスト　いなのべいくこ
■カバーデザイン　熊谷 有紗（オセロ）
■本文デザイン　岩井 峰人

熱中症からいのちを守る

2024年5月27日　初版　第1刷　発行

著　者　谷口 英喜
発行者　安田 喜根
発行所　株式会社 評言社
東京都千代田区神田小川町 2-3-13 M&C ビル 3F
（〒 101-0052）
TEL 03-5280-2550（代表）　FAX 03-5280-2560
https://hyogensha.co.jp
印　刷　中央精版印刷 株式会社

ISBN978-4-8282-0743-8 C0077
定価はカバーに表示してあります。
落丁本・乱丁本の場合はお取り替えいたします。